本书得到上海市宝山区特色专科建设项目——罗店医院中医肛肠科
（BSZK-2018-A10）资助出版

肛肠良性疾病的中医特色防治

GANGCHANGLIANGXINGJIBING

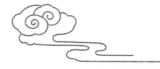

◎ 主编 陈 瑜 张卫刚 袁志强

上海大学出版社

图书在版编目（CIP）数据

肛肠良性疾病的中医特色防治/陈瑜，张卫刚，袁志强主编. — 上海：上海大学出版社，2021.9
ISBN 978-7-5671-4343-2

Ⅰ.①肛… Ⅱ.①陈…②张…③袁… Ⅲ.①肛门疾病－中医治疗法②直肠疾病－中医治疗法 Ⅳ.① R266

中国版本图书馆 CIP 数据核字（2021）第 198708 号

责任编辑　陈　露
书籍设计　缪炎栩
技术编辑　金　鑫　钱宇坤

肛肠良性疾病的中医特色防治
陈　瑜　张卫刚　袁志强　主编

出版发行	上海大学出版社出版发行
地　　址	上海市上大路 99 号
邮政编码	200444
网　　址	www.shupress.cn
发行热线	021-66135109
出 版 人	戴骏豪

印　　刷	江苏句容排印厂印刷
经　　销	各地新华书店
开　　本	890mm×1240mm 1/32
印　　张	3.75
字　　数	75 千
版　　次	2021 年 10 月第 1 版
印　　次	2021 年 10 月第 1 次
书　　号	ISBN 978-7-5671-4343-2/R·15
定　　价	68.00 元

版权所有　侵权必究
如发现本书有印装质量问题请与印刷厂质量科联系
联系电话：0511-87871135

《肛肠良性疾病的中医特色防治》编委会

主　编：陈　瑜　上海市宝山区罗店医院
　　　　张卫刚　上海中医药大学附属曙光医院
　　　　袁志强　上海市宝山区罗店医院
副主编：杨英楠　上海市宝山区罗店医院
　　　　王冬琴　上海市宝山区罗店医院
　　　　王振宜　上海中医药大学附属岳阳中西医结合医院
　　　　张海岩　上海市宝山区中西医结合医院
编　委：吴　闯　上海市宝山区中西医结合医院
　　　　干　丹　上海中医药大学附属岳阳中西医结合医院
　　　　崔　灿　上海中医药大学附属岳阳中西医结合医院
　　　　张晓雯　上海市松江区泗泾医院

前言

中医药蕴含着中华民族几千年的健康养生理念及实践经验,是中华文明的瑰宝,凝聚着华夏民族的卓越智慧。"传承精华,守正创新"是习近平总书记对中医药工作做出的重要指示,为中医药传承、创新、发展指明了方向,中医药事业的发展迎来了前所未有的机遇。

《肛肠良性疾病的中医特色防治》由上海市宝山区特色专科——罗店医院中医肛肠科编写。罗店汤家痔科在上海宝山罗店地区几乎尽人皆知,在附近太仓、嘉定一带知名度也颇高,解除人民疾病痛苦甚众。本书基于罗店汤家痔科百年传承,结合本人30余年临床经验,对良性肛肠疾病的中医特色诊疗方法进行总结与梳理,是罗店医院中医肛肠科几代人不懈努力的结晶,同时也是我院支持与发展中医特色的一种体现。

本书分上、下两篇,上篇主要对临床常见良性肛肠疾病,如痔、肛裂、肛周脓肿、肛瘘、肛窦炎、大肠息肉等,从病名溯源、临床表现、辨证论治、食疗保健等方面进行了论述与总结。下篇介绍我科临床采用针药结合的方法,对肛肠疾病围手术期常见的便秘、腹泻等疾病的治疗,并附小儿便秘、小儿腹泻治疗两节。附录一为上海市宝山区罗店医院中医肛肠科历史沿革,附录二为汤源荪痔科挂线疗法简介,供读者了解。希望通过回顾历史、展望未来,激励年轻一代不断奋勇前行,做好杏林传承。

本书以普及肛肠良性疾病的科学认识和规范治疗为目的,可供中医、中西医结合等专业的临床工作者参考阅读。

在本书的编写过程中，有许多专家、同道一起参与了编撰工作，同时也有许多年轻医生利用业余时间积极参与了资料的收集、整理与校对工作，这个过程也充分体现了中医学术的传承及老一辈医者对于年轻一代的言传身教。编写的过程，既是对百年汤家痔科的致敬、对自己数十年职业生涯的回顾，也是后辈深入学习中医传统诊疗方式方法的重要机会。

陈瑜

2021 年 9 月

上篇

良性肛肠疾病治疗 / 1

痔 / 2
肛裂 / 19
肛周脓肿 / 27
肛瘘 / 34
肛窦炎 / 44
肛乳头肥大 / 52
大肠息肉 / 55
溃疡性结肠炎 / 61
克罗恩病 / 69

下篇

特色治疗 / 75

便秘 / 76
附 小儿便秘 / 82
腹泻 / 86
附 小儿腹泻 / 93

参考文献　/98
附录一　上海市宝山区罗店医院中医肛肠科历史沿革　/102
附录二　汤源荪痔科挂线疗法简介　/106

良性肛肠疾病治疗

上篇

PART ONE

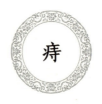

一、定义

痔，是肛直肠终末段的黏膜下和肛管处皮下部静脉血管丛产生扩张、迂曲而最终形成质地柔软的静脉团。痔是常见的人类肛肠疾病，男女老少皆可患病，故有"十人九痔"之说，且女多于男。根据疾病形成部位的差异，分为内痔、外痔和混合痔。

1. 内痔（internal haemorrhoids）

指发生于肛门齿线以上，直肠末端黏膜下的痔内静脉丛扩大、曲张所形成的柔软静脉团块。内痔是肛门直肠疾病中最常见的疾病，病程有长有短，随年龄增加其发病率有所提高。本病好发于膀胱截石位3、7、11点处，通常又称为母痔，发生于其他部位的则称为子痔。本病的临床表现特点是便血、痔核脱出、肛门不适感。

2. 外痔（external haemorrhoids）

指发生于肛管齿状线以下，由痔静脉丛扩大曲张或痔静脉破裂或反复炎症纤维增生而成的疾病。可发生在任何年龄，其特点是自觉肛门坠胀、疼痛，有异物感。临床根据其形态、病理变化组织结构分为4种，即结缔组织外痔、静脉曲张性外痔、炎性外痔和血栓性外痔。

3. 混合痔（mixed haemorrhoids）

指内外痔静脉丛曲张，相互沟通吻合，使得内痔部分和外痔部分形成一整体者。多发生于肛门截石位3、7、11点处，以1点处更为多见。

兼有内痔、外痔的双重症状。

二、中医病名溯源

我国古文献中,"痔"一般有三种含义,一指人体九窍中"有小肉突出者",如宋代陈言《三因极一病证方论》曰:"如大泽中有小山突出为峙,入于九窍中,凡有小肉突出者,皆曰痔,不特于肛门边生,亦有鼻痔、眼痔、牙痔等。"二是指所有肛肠疾病的总称,明代董宿《奇效良方·肠澼痔漏门》云:"痔于肛门生疮,或在外而或在内。有似鼠乳者,有似樱桃者,其形不一;其病有痛有痒,有软有硬,有脓溃者,有不溃者,有肿痛便难者,有随大便下清血不止者,有穿窍血出如线者。至于失治而成漏者,成漏而穿臀者,及有穿肠成孔、粪从孔中出者,或肛门四围生瘤数枚、脓血浸淫若莲花者。"三指痔病,如《诸病源候论·痔病候》中的"血痔"、《外科启玄》中的"翻花痔"。

中医学对痔的认识有着悠久的历史。战国时期《山海经·西山经》曰"虎蛟……可以已痔",《五十二病方》中首次详细描述了痔的临床表现和治疗方法,将痔分为脉痔、牡痔、牝痔和血痔。《神农本草经》首次记载了治痔的21种药物,并提出了五痔病名。秦汉时期的《黄帝内经》首次阐述了对痔的病因病机的认识,曰:"筋脉横解,肠澼为痔"。在此基础之上,之后历代医家又不断深入探索,对于痔的认识得以不断发展和完善。晋代皇甫谧在《针灸甲乙经》中记载了最早对痔的针灸疗法:"痔痛,攒竹主之;痔,会阴主之。"西晋王叔和《脉经》:"小肠有寒者,其人下重便脓血,有热者,必痔。"隋巢元方《诸病源候论》将痔分为六类:牡痔、牝痔、脉痔、肠痔、血痔、酒痔,并认为:"诸痔皆由伤风,房室不慎,醉饱合阴阳,致劳扰血气,而经脉流溢,渗漏肠间,冲发下部"而成。唐代孙思邈的《备急千金要方》《千金翼方》中介绍了痔的多种治法,王焘《外台秘要》中首次将痔分为内痔、外痔,并分析"凡痔病有五……此皆坐中寒湿,或房室失节,或醉饱过度所得。"《素问》中说"因而饱食,筋脉横解,肠澼为痔",并详细阐述了痔疮的病因病机。《太平圣惠方》曰:"夫痔肛边生核寒热者,由大肠风虚,中焦积热,蕴蓄既久,不得宣通,下攻肛肠,结聚生核……故令寒热,亦曰肠痔也。""夫痔肛边生鼠乳者……由饮食不节,醉饱无恒,……久忍大便,使阴阳不和,关格壅塞,风热之气下冲肛肠。"又如"夫痔生疮肿痛者,由大肠久虚。为风热留滞,肠胃痞涩,津液不流,邪热之气,上攻肺脏,下注肛肠,不能宣散,故成斯疾也。""夫痔肛边痒痛者,由脏腑久积风热,不得宣通,毒热之气,留滞于大肠,冲发于下部,故令肛边或痛或痒。""夫痔下血不止者,由大肠风冷,肺脏积热,热毒留滞,乘于经络,血性得热则流散,复遇大肠虚寒,血乃妄行。"再如"夫妇人痔病者,由劳伤于经络,而血渗之所成也"。同时还首次记载了枯痔钉疗法,并进一步发展提高了痔的结扎疗法。

明清时期,中医学对于痔的病因病机和治疗的认识已非常成熟和全面。明代陈实功著《外科正宗》:"夫痔者,乃素积湿热,过食炙煿,或因久坐而血脉不行,又因七情而过伤生冷,以及担轻负重,竭力远行,气血纵横,经络交错。又或酒色过度,肠胃受伤,以致浊气瘀血流注肛门,俱能发痔。"清代高秉钧《疡科心得集》:"痔疮者,肛门内外四旁忽生红瘰,先痒后疼,后成为痔。或因其人素有湿热,过食炙浓味;或因醉饱入房,筋脉横解,精气脱泄,热毒乘虚流注;或因淫极强固其精,以致木乘火势,而反侮金;或因担轻负重,竭力远行,气血纵横,经络交错;或因阴虚火炽;又妇人临产,用力过甚,血逆肛门,亦能致此。"

三、临床表现

痔根据其所在部位不同,疾病表现也分为以下三类。

1. 内痔

(1)便血:多见于Ⅰ期的血管肿型内痔,是内痔早期的最主要的症状,后期由于长期反复刺激、表面黏膜纤维化,出现皮肤的硬化,而转为便后擦血、便时滴血或喷射样出血,特点是不与大便相混,颜色鲜红,多不伴随疼痛,呈间歇性发作,常由于饮酒、过劳、便秘、腹泻等诱因使病情加重。

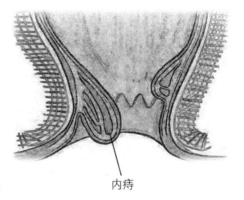

内痔

(2)脱出:见于Ⅱ期或更严重的内痔,由于痔核较大,腹腔压力增高和括约肌松弛时可能出肛外。其中Ⅱ期内痔仅在排便时脱出,便后可自行复位;Ⅲ期内痔,排便或久行久站、劳累、负重时脱出肛外,需手托或长时间卧床休息方能复位;Ⅲ期内痔持续脱出肛外,手托亦不能复位或复位后很快又脱出,甚至可出现嵌顿水肿。

(3)疼痛:单纯内痔不直接引起疼痛,但当内痔发生嵌顿不能还纳,并引起水肿、血栓形成、糜烂坏死时则疼痛剧烈,并可能伴随大便困难、小便潴留。

(4)肛周潮湿、瘙痒:痔核反复脱出可刺激痔黏膜产生慢性炎症,又因肛门括约肌松弛,常有分泌物溢出肛门。经常性的分泌物外溢可刺激肛门皮肤引发湿疹和瘙痒,专科检查时可见肛门潮红、增厚等损害。

(5)便秘:主要原因为患者常因惧怕出血而控制排便,引起排便习惯改变,造成了习惯性便秘,而干燥的大便排出时更易损伤痔黏膜而加重出血，两者互为因果，常导致病情加重。

2. 外痔

（1）炎性外痔：肛缘皮肤破损、感染，局部灼热、肿痛感，走路摩擦后加重，疼痛明显。

（2）结缔组织外痔：沿肛缘形成的环状或其他形状的隆起，形成赘生皮瓣，表面褶皱，颜色多与肛周皮肤类似或稍暗，大小不等，形

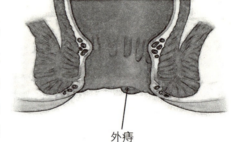

外痔

状不规则并逐渐增大，质地较为柔软，不伴有疼痛或出血，一般仅感觉肛门异物，发生感染肿胀时方觉疼痛不适。

（3）静脉曲张性外痔：肛门胀痛不适，排便时明显，查体时可见肛缘某一方向或绕肛缘有不规则隆起，质地较软，色暗，皮下可见扩大曲张的静脉丛。

（4）血栓性外痔：患者一般用力排便、咳嗽等动作引起腹压突然性升高，肛缘形成圆形或椭圆形肿物，表现为局部胀痛和异物感明显，重者影响行走，如因行走摩擦而破溃，可有血栓溢出，且发病突然，多位于截石位3、9点肛缘。

3. 混合痔

肛门内在齿状线上、下方同一方位出现团块状肿物，内痔与外痔相连吻合为一体，无明显界线，括约肌间沟消失。本病患者病程往往较长，常反复发作，发作

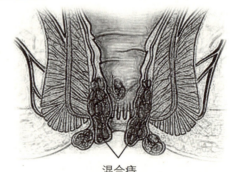

混合痔

时兼有内痔、外痔的症状和体征,如便血及肛门肿物(皮赘、静脉团、血栓、水肿等),肛门坠胀,异物感或疼痛,伴有肛门部分泌物、瘙痒等。

四、病因病机

中医学认为本病多与湿、热、瘀有关,使得局部气血运行不畅,筋脉阻滞,日久瘀结不散所致。

1. 饮食不节,脾胃受损,水谷不化,积于大肠

例如,清黄元御《四圣心源·痔漏根原》曰:"《素问·生气通天论》:'因而饱食,筋脉横解,肠澼为痔。'以过饱伤脾,脾气困败,不能消磨,水谷莫化……此痔病所由生也。"又如《太平圣惠方》:"夫酒痔者,由从饮酒过度,伤于肠胃之所成也。"再如明虞抟《苍生司命》:"若夫饱食太过,则脾气倦甚,不能运化精微,朝伤暮损,清浊混淆,故食积下流于大肠之间而为病也。"《东医宝鉴》:"盖饱食则脾不能适,食积停聚大肠……重则变为痔。"

2. 饮食不节,阴阳不和,关格壅塞,风热之气下冲肛肠

例如,《太平圣惠方》:"夫痔肛边生鼠乳者……亦由饮食不节,醉饱无恒,恣食鸡猪……阴阳不和,关格壅塞,风热之气下冲肛肠。"《疮疡经验全书》云:"凡痔……多由饮食不节,醉饱无时,恣食肥腻、胡椒辛辣、炙煿醇酒、禽兽异物,任情醉饱……遂致阴阳不和,关格壅塞,风热下冲,乃生五痔。"

3. 饮食不节,湿热、热、毒流注肛门

例如,《太平圣惠方》云:"夫痔生疮肿痛者……此皆恣食生冷,饮酒过度,酒食之毒,停滞脏腑,传流肠间,故令下血,生疮肿痛。"《丹台玉案》云:"皆因嗜饮曲酒,过贪色欲并浓味肥甘、椒姜炙煿

等物，以致湿热流注大肠之经，积而成痔。"再如《医法圆通》："因阳火而致者，或平素喜食厚味、醇酒、椒、姜、一切辛辣之物，热积肠胃，从下发泄。肛门乃属下窍，终非时刻大开，热邪下趋，发泄不畅，蕴积而痔乃生焉。"

4. 妇女多次生产或久泻、久痢、久咳等耗伤气血等使气血亏虚

例如，《太平圣惠方》曰："夫人气血不足，脏腑劳伤，风邪毒气，留滞肠胃，遂成斯疾。"《医宗金鉴》曰："有久泻久痢而生痔者。"《疮疡经验全书·痔漏症篇》云："肺与大肠相表里，故肺脏蕴热，则肛门闭结，肺脏虚寒，则肛门脱出。故妇人产育过多，小儿久痢，皆致此病。"

5. 房室劳伤或房室不慎

例如，《诸病源候论》曰："诸痔皆由伤风，房室不慎，醉饱合阴阳，致劳扰血气，而经脉流溢，渗漏肠间，冲发下部。"再如《医宗金鉴》云："总不外乎醉饱入房，筋脉横解，精气脱泄，热毒乘虚下注。"《古今医统大全》云："妇人患痔病，与男子少异，多是房劳所伤，及酒毒流积而成。"《医方类聚》云："或醉饱入房精气脱泄，热毒乘虚下注。"《医法圆通》云："因阴火而致者，或由房劳过度，君火下流，前阴发泄不畅，直逼后阴，蕴积亦能生痔。"

6. 肛周气血运行不畅，结聚肛门

例如，《仁斋直指方》云："气血下坠，冲突为痔。"《丹溪心法》云："痔者皆因脏腑本虚，外伤风湿，内蕴热毒……以致气血下坠，结聚肛门，宿滞不散，而冲突为痔也。"《疡科心得集》云："痔疮者，或因担轻负重，竭力远行，气血纵横，经络交错。"《医学原理》："痔病皆由大肠经脏腑皆虚，兼以外伤风湿，内蕴热毒。又或醉饱交接，或多恣自戕，以致气血下坠，结聚肛门，滞室不散，冲突为痔。"又

如《周慎斋遗书》："……则大肠之气滞矣。气行则血行，气滞则血结，血结气滞于大肠，乃痔之所由生也。"《古今医统大全》："内蕴热毒，醉饱劳役，多欲自戕，以致气血下坠，结聚肛门，宿滞不散而冲突为痔也。"再如《外科正宗》曰："因久坐而血脉不行……以及担轻负重，竭力远行，气血纵横，经络交错……以致浊气瘀血流注肛门，俱能发痔。"《医宗金鉴》曰："有负重远行，以致气血交错而生痔者，又有产后用力太过而生痔者。"

五、辨证论治

历代医家以《黄帝内经》中"散者收之，坚者软之，衰者补之，强者泻之，抑者散之"等理论为指导，提出"泻火凉血、祛风除湿、清热润燥、解郁补虚"等具体治则，如《东垣十书》载："治痔漏大法以泻火、凉血、除湿、润燥为主。"《丹溪心法》载："痔疮，专以凉血为主。治法总要，大抵以清热、调血、顺气先之。"《外科正宗》载："痔疮治法，初起及已成渐渐大而便涩作痛者，宜润燥及滋阴。肛门下坠，大便去血，时或疼痛坚硬者，宜清火渗湿。紫色疼痛，大便虚秘兼作痒者，凉血祛风，疏利湿热。肿痛坚硬，后重坠刺，便去难者，外宜熏洗，内当宣利。内痔去血，登厕脱肛而难上收者，当健脾、升举中气。便前便后下血，面色萎黄、心悸耳鸣者，宜养血健脾。"

现代中医学中，内痔分为风伤肠络、湿热下注、气滞血瘀、脾虚气陷四种证型；外痔的证型包括湿热下注证、气滞血瘀证和脾虚气陷证；混合痔分型论治可参考内痔与外痔。

1. 风伤肠络证

【治法】清热凉血祛风。

【主方】凉血地黄汤（《脾胃论》）加减。

【常用药】地黄、当归、地榆、槐角、黄连、天花粉、升麻、黄芪、荆芥、侧柏炭、生甘草。

2. 湿热下注证

【治法】清热利湿，化瘀消肿。

【主方】槐花散（《普济本事方》）加减。

【常用药】槐花炭、侧柏炭、地榆炭、当归、地黄、槐角、甘草。

3. 气滞血瘀证

【治法】行气活血，消肿止痛。

【主方】活血散瘀汤（《外科正宗》）加减。

【常用药】当归、赤芍、桃仁、大黄、川芎、牡丹皮、瓜蒌、地榆、槐角。

4. 脾虚气陷证

【治法】益气健脾摄血。

【主方】补中益气汤（《脾胃论》）加减。血虚者合四物汤。

【常用药】黄芪、党参、白术、陈皮、当归、升麻、柴胡、地榆、槐角、炙甘草。

六、健康教育

（1）饮食有节，多食新鲜蔬菜、水果。不暴饮暴食，少食或不食辛辣、刺激、油煎之品。戒烟、酒。

（2）注意肛门部清洁卫生。便后用温水清洗。平时应勤沐浴，勤换内裤（内裤透气性要好，不宜过紧）。养成良好的排便习惯，排便时勿久蹲、努责，纠正便时看书、阅报、玩手机等不良习性。

（3）保持精神愉快，心胸开阔，戒怒少思，避免不良情绪刺激。起居有常，按时作息，避免劳累。勿负重、远行，防止过度劳倦、勿久站，久立或久蹲。

（4）加强锻炼，增强体质。久坐者应每隔2小时进行一些改变体位的活动，或做广播体操和其他松弛肌肉的活动。平时可进行提肛运动，经常做提肛运动，有助于瘀血消散，升提中气。方法：深吸气时收缩并提肛门，呼气时将肛门缓慢放松，一收一放为1次；每日晨起及睡前各做20～30次。

（5）遵循早诊断、早治疗的原则，对肠炎、肛门皮肤病等应积极彻底地治疗。

七、食疗

饮食宜清淡、易消化、富有营养，忌辛辣、刺激、油腻、炙煿及使肠胀气的食物，戒烟、酒。便秘者，每日晨起以蜂蜜冲饮，或饮淡盐水等，以达润肠通便之效。痔疮患者由于长期便血导致的贫血十分多见，为了确保切口愈合不受贫血等因素的影响，在使用药物的同时也应注意提供营养丰富，富含造血物质的食物，如动物的肝脏、瘦肉、菠菜、猪血、海参、松子等。补充铁剂时，不宜与牛奶、钙剂、浓茶同服，以免影响铁的吸收。而铁与含维生素C丰富的食物同服则可促进其吸收。此外，若术后有继发性出血者，可食些藕节、莲子、茄子、蚕豆等具有止血收敛作用的食物。

（一）内痔食疗推荐

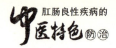

党参无花果大枣炖猪瘦肉

【材料】党参50克,鲜无花果250克,干大枣5枚,猪瘦肉500克。

【做法】同炖至肉熟透,加入食盐调味,分顿食肉喝汤。

【作用】益气摄血;党参主要能补气养血、生津,而大枣善益气健脾、补血,配伍使用主要具有补气养血的作用,猪肉性平味甘,能润肠胃、生津液。本品针对失血引起的气血两虚有独特功效。

【适应证】痔疮便血较久气血不足,出现气短心悸、疲倦乏力、面色苍白、头晕眼花。

【注意点及禁忌证】①所有药物、食物应至正规药物、食材销售地点购买。②对于阴虚湿热或过敏体质抑或肾脏、肝脏方面有功能问题,请在医生指导下食用。

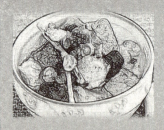

香蕉蒲公英粥

【材料】香蕉100克,蒲公英50克取汁适量,粳米50克,食盐白糖适量。

【做法】粳米加水煮至将熟时,放入香蕉泥,加入适量食盐或白糖,同煮为粥,最后加入蒲公英汁,作早餐主食。

【作用】蒲公英主清热解毒,祛湿热;香蕉含有一些膳食纤维和少量脂肪,故能润肠通便。

【适应证】痔各期有大肠湿热症如脘腹的满闷、纳呆、呕恶、肢体困重、大便不爽或便秘。

【注意点及禁忌证】①所有药物、食物应至正规药物、食材销售地点购买。②阴虚时有盗汗、潮热者慎食。③脾胃虚寒者制作时可加红枣、姜片少许。④糖尿病血糖偏高者可加入适量玉米须,玉米须与蒲公英搭配有降糖的功效。

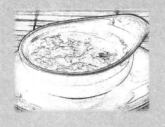

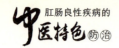

煮羊血

【材料】新鲜羊血200克，味精、米醋适量。

【做法】将羊血切成小块放入碗中，倒入米醋，煮熟后用少许食盐调味。

【作用】羊血可以补中益气、活血化瘀，对于气血亏虚导致的头晕头痛、面色无华有补血益气作用。

【适应证】各期内痔便血导致面色无华，头晕头疼之症。

【注意点及禁忌证】①所有药物、食物应至正规药物、食材销售地点购买。②羊血摄入过量可能会升高血压，所以高血压患者，不建议食用。

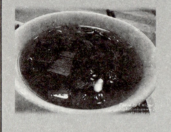

雪梨炒牛肉

【材料】牛肉150～200克，雪梨1个，青椒1个，胡萝卜一小块，老豆腐1块，生抽，盐，干淀粉。

【做法】牛肉切丝，加入生抽拌匀；雪梨去皮，切片，加入牛肉拌匀，用筷子稍微将部分梨片弄碎，让梨汁渗入牛肉丝，封上保鲜膜腌制2小时；青椒去籽切丝，胡萝卜也切丝，老豆腐切片热锅少许油，小火，下老豆腐片煎微煎成两面黄，盛起；锅底少许油，下青椒丝和胡萝卜丝翻炒，再盛起。最后下适量油，大火，下拌匀的梨片和牛肉丝迅速翻炒至牛肉变色；将豆腐、青椒丝、胡萝卜丝全部倒入，一起翻炒，撒少许盐和清水，煮开即可出锅。

【作用】牛肉具补脾胃、益气血、强筋骨、消水肿等功效，治虚损羸瘦，消渴，脾弱不运，痞积，水肿，腰膝酸软；雪梨味甘酸而平，有润肺止咳、益气养血拔毒的功效。

【适应证】长期失血导致腰膝酸软，易口干、胃口不佳、面色欠佳的痔疮患者。

【注意点及禁忌证】①所有药物、食物应至正规药物、食材销售地点购买。②感染性疾病、肝病、肾病患者慎食。③黄牛肉为发物，患疥疮、湿疹、痘痧、瘙痒者慎用。④梨带有糖分高，糖尿病者当慎。

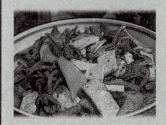

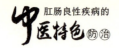

当归参鸡汤

【材料】鲜鸡腿1个,当归5克,党参1根,枸杞10枚,无核红枣4枚,姜1块,盐适量。

【做法】鸡腿切成大块,将当归党参略清洗一下,姜拍松;烧水,水沸后倒一匙料酒,放入鸡腿余烫变色,捞出,洗去浮沫,撕掉鸡皮;重新烧水,放入鸡和除盐外的所有调料,大火烧开,转中小火煲40~60分钟,至鸡腿软烂,关火,调入适量盐即可。

【作用】当归、党参补气生血。

【适应证】长期便血,少言、气短、乏力、少量运动易出汗、面色暗淡的患者。

【注意点及禁忌证】①所有药物、食物应至正规药物、食材销售地点购买。②鸡肉性温,助火,肝阳上亢及口腔糜烂、皮肤疖肿、大便秘结者不宜食用。③感冒发热、内火偏旺、痰湿偏重者,肥胖症,患有热毒疖肿者,高血压、血脂偏高、胆囊炎、胆石症者忌食。④动脉硬化、冠心病和高血脂患者忌饮鸡汤。⑤鸡肉中丰富的蛋白质会加重肾脏负担,因此肾病患者应尽量少吃,尤其是尿毒症患者,应该禁食。⑥此品高血压患者应注意血压监测。

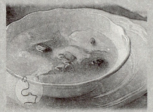

（二）外痔食疗推荐

五灵脂红花蒸鲈鱼

【材料】五灵脂9克，红花6克，桃仁9克，鲈鱼1条，姜5克，葱5克，盐5克，绍酒10毫升。

【做法】五灵脂、红花，桃仁洗净。将鲈鱼洗净；姜切丝，葱切段。最后鲈鱼放在蒸盆内，加入盐、绍酒、姜丝、葱段和五灵脂、桃仁、红花，注入清水150毫升；蒸盆置蒸笼内蒸35分钟即成。

【作用】五灵脂是活血化瘀的药物，药味苦、咸，性甘、温，归肝经，功效主要是活血止痛、化瘀止血；红花味辛性温，归心、肝经，功效为活血通经、散瘀止痛；鲈鱼性平、味甘，可以补肝肾、强筋骨、安胎镇静、消食化滞，能够增加骨骼的强度，增强人体的免疫力，改善食物摄入过量而导致的腹痛、腹胀现象。本品主要有化瘀止痛之效。

【适应证】外痔发作引起的局部肿痛，按压肿块质地较硬、疼痛明显的患者。

【注意点及禁忌证】①所有药物、食物应至正规药物、食材销售地点购买。②长期有便血者不宜食用，五灵脂不要与人参同用。③孕妇不可服用，易对孕妇及胎儿造成不良影响。④消化系统溃疡疾病及出血性疾病者慎食。⑤妇女经期不宜食用。

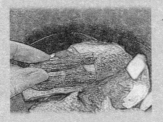

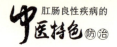

（三）混合痔食疗推荐

蜜汁空心菜

【材料】空心菜2000克，蜂蜜100克。

【做法】空心菜洗净，切碎，捣汁。菜汁放入锅中用大火烧开，后以温火煎煮浓缩，到煎液较稠厚时加入蜂蜜，再煎至稠黏如蜜时停火，待冷却后装瓶备用。每次1汤匙，以沸水冲化后饮用，每日2次。

【作用】空心菜含纤维素比较多，能起到通便解毒，改善便秘的作用。中医认为它归胃、大肠经，有凉血止血、清热利湿的作用，对便秘、便血、尿血、痔疮，还有毒蛇咬伤、外伤等，都有一定的功效；蜂蜜味甘性平，归属于肺、脾、大肠经，具有补中缓急、润燥、解毒的功效。

【适应证】外痔发作引起的局部肿痛，按压肿块质地较硬、疼痛明显的患者。

【注意点及禁忌证】①所有药物、食物应至正规药物、食材销售地点购买。②不宜空腹食用。③肠炎、腹泻患者忌食。④糖尿病患者忌食。⑤不宜与韭菜、豆腐同食。

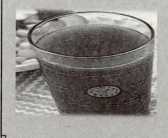

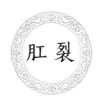

肛裂

一、定义

肛裂（anal fssure）是一种肛管皮肤全层纵行裂开，并形成感染性溃疡的慢性疾病。其特点是肛门周期性疼痛、出血、便秘。

二、中医病名溯源

古代并以肛裂为病名的记载，一般将肛裂归于"痔"的范畴。《五十二病方》中记载多种肛肠疾病，肛裂这一病名可对应于古代的"钩肠痔""脉痔""裂肛痔"等。晋代皇甫谧《针灸甲乙经·足太阳脉动发下部痔脱肛第十二》记载了肛门疼痛疾病的相关治疗："痔痛，攒竹主之。"隋代巢元方《诸病源候论·痔病诸侯》："肛边生疮，痒而复痛出血者，脉痔也"，后世医家基本沿袭了这种说法。北宋太医院《圣济总录·脉痔》中对肛裂的症状的描述："肛边生疮，疼而复痛出血是也"，并对肛裂的病因病机进行了阐述："脏腑蕴积风热不得宣通也，风热之气，乘虚流注下部……实为痛，虚为痒……又脉者血之腑，得热则妄行。"明代《普济方》中记载了关于痔痛的病案近 200 例。薛己提出肛肠病的发生与肛门部气血匮乏有关，《薛氏医案》云："臀，膀胱经部分也，居小腹之后，此阴中之阴。其道远，其位僻，虽太阳多血，气运难及，血亦罕到，中年后尤虚此患（指脏毒、痔、瘘）。"清代祁坤《外科大成·二十四痔》记载了钩肠痔的症状:"肛门内外有痔,折缝破烂,便如羊粪,粪后出血,秽臭大痛",并实施具体治法:"服养生丹,外用熏洗。每夜塞龙麝丸一丸于谷道内,一月收功。"清代吴谦《医宗金鉴》阐释肛裂的形成与热蕴大肠、燥屎内结有关:"肛门围绕折纹破裂,便结者,火燥也。"我国第一部痔瘘专著《马氏痔瘘科七十二种》中,第一次出现"裂肛痔"的病名,最接近于现代的肛裂。至此,中国古代历代医家对于肛裂的症状、病因病机、治则治法等的认识基本统一,并形成了较完整的理论体系。

三、临床表现

1. 疼痛

大便后肛门撕裂样疼痛为肛裂的主要症状,诱因多为便秘。用力排便导致肛管裂开,呈刀割样疼痛,便后数分钟疼痛缓解或消失,称为疼痛间歇期;便后约半小时出现反射性内括约肌痉挛收缩而导致剧烈疼痛,常常持续数小时,使患者坐卧不安、十分痛苦,多能逐渐缓解,形成周期性疼痛。肛门剧烈疼痛使患者恐惧排便,加重便秘,往往恶性循环,又进一步加重肛裂。

2. 便血

便血为肛裂常见症状。出血量与裂损大小、炎症和溃疡面浅深有关。一般出血量不多,常有便纸擦拭时带少许鲜血,偶有鲜红色血液点滴而出,也可附于粪便表面,偶可见黏液,但黏液与粪便不相混合。便血量较多的患者肛门疼痛常不甚明显,这是由于静脉丛保护溃疡面的原因。疼痛剧烈但便血不多或疼痛便血均明显,是由于这类患者溃疡面很深,同时损伤了静脉丛及括约肌。

3. 便秘

引起便秘的原因有很多,如直肠黏膜松弛、直肠前突、肛管狭窄等。肛裂患者多因大便时肛门疼痛,从而恐惧排便,减少大便次数。粪便滞留直肠时间过长,粪便因水分过多被吸收而干结,从而加剧患者便秘,引起排便时更加剧烈的疼痛,产生恶性循环。大多患者为了使大便变软,减少排便痛苦,会服用泻药而形成依赖性,肠功能紊乱后又可导致依赖性顽固性便秘。

4. 其他

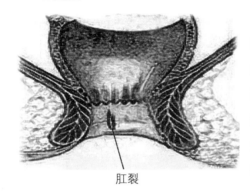

肛裂

肛裂溃疡面的分泌物或伴发的肛窦炎、肛乳头肥大等炎症产生的分泌物均可引起肛门瘙痒,分泌物等。一般单纯肛裂分泌物呈血清样,局部发生感染后,可形成肛缘脓肿,裂口可分泌脓性液体。

四、病因病机

肛裂的发病原因多由血热肠燥或阴虚津乏引起,导致大便秘结,如厕努责,引起肛门皮肤裂伤,湿毒之邪乘虚而入皮肤筋络,导致局部气血瘀滞,运行不畅,破溃之处缺乏气血营养,经久不敛而发病。

五、辨证论治

1. 血热肠燥证

【治法】泻热通便,滋阴凉血。

【方药】凉血地黄汤(《外科大成》)加减。

【基本方】当归尾、生地、赤芍、黄连(炒)、枳壳、黄芩(炒黑)、槐角（炒黑）、地榆（炒黑）、荆芥（炒黑）、升麻、天花粉、甘草。便时疼痛剧烈者，可加僵蚕、蜈蚣、延胡索；伴小便短赤者，可加萹蓄、瞿麦、白茅根等。

2. 阴虚津亏证

【治法】养阴增液，润肠通便。

【方药】润肠丸（《奇效良方》）加减。

【基本方】麻子仁、桃仁（去皮尖）、羌活、当归尾、大黄（煨）。上除麻仁、桃仁别研如泥外，余药研为细末和匀，炼蜜丸，如梧桐子大。每服三五十丸，空心白汤送下。阴虚偏甚者，可加沙参、麦冬；食欲不振者，可加焦三仙（山楂、神曲、麦芽）；便时疼痛者，可加延胡索。

3. 气滞血瘀证

【治法】理气活血，润肠通便。

【方药】六磨汤（《世医得效方》）加减。

【基本方】大槟榔、沉香、木香、乌药、大黄、枳壳各等份，各用水磨取汁75毫升，和匀，温服。肛门刺痛明显者，可加川芎、延胡索；腹部胀满不适、气滞明显者，可加莱菔子、厚朴；伴情志不畅、焦虑抑郁者，可加柴胡、郁金、香附。

六、健康教育

（1）保持精神愉快，心胸开阔，戒怒少思，避免不良情绪刺激。饮食有节，平时吃饭应细嚼慢咽，进食时少说话。多食新鲜蔬菜、水果。不暴饮暴食，少食或不食辛辣、刺激、油煎之品。戒烟、酒。

（2）注意肛门部清洁卫生。便后用温水清洗。平时应勤沐浴，勤换内裤（内裤透气性要好，不宜过紧）。养成良好的排便习惯，排便时勿久蹲、努责，纠正便时看书、阅报、玩手机等不良习性。

（3）遵循早诊断、早治疗的原则，对肠炎、痢疾、肛门皮肤病和肠道寄生虫病等应积极彻底地治疗。除各种诱发因素，如肛门炎症、机械损伤、大便干结或便秘等。便结者应及时调理。告知患者平时解便不可性急，也勿久蹲、努责。可用手纸反复轻揉肛门，有助于括约肌的舒张松弛。肛裂严重、疼痛、出血明显者，可于便后作中药或温水坐浴，以缓解肛门疼痛。积极防治肛裂的原发疾病。

七、食疗

饮食宜清淡、宜消化、富有营养，多吃新鲜的蔬菜和水果，忌辛辣、刺激、油腻、炙煿及易肠胀气的食物，忌烟酒。便秘者，每日晨起以蜂蜜冲饮，或饮淡盐水等，以达润肠通便之效。

麻仁栗子糕

【材料】芝麻仁适量，火麻仁适量，栗子粉30～50克，玉米面30～50克，红糖适量。

【做法】先将火麻仁打碎，与芝麻仁一起放入玉米面中拌匀，再加入栗子粉、红糖，以水和面蒸糕，作早餐食。

【作用】麻仁出自《本草纲目》，也有医家称麻仁为"火麻仁"，火麻仁的作用主要是润肠通便，临床上多用于便秘的患者，对于痔疮伴有便秘的患者应用。另外火麻仁还有滋阴补虚的作用，肛裂长期便血导致虚损者亦有补虚之效。芝麻仁有生津、润肠的功效，两者同用能补肾、润燥、宽肠。

【适应证】适宜于肛裂反复，便血便痛，伴有长期便秘患者。

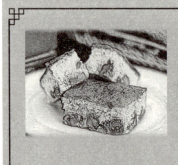

【注意点及禁忌证】①所有药物、食物应至正规药物、食材销售地点购买。②肠炎、腹泻者忌食。③糖尿病患者注意食用量并及时监测血糖。

芝麻酱拌菠菜

【材料】菠菜500克煮熟，芝麻酱50克，酱油、姜末、味精适量。

【做法】凉拌即食。

【作用】菠菜味甘、性凉，具有养血止血，敛阴润燥之功效，菠菜所含的酶对胃和胰腺的分泌功能有良好的促进作用，故有助于消化；芝麻酱中含有丰富的蛋白质、钙、铁、磷等营养成分，对于缺铁性贫血有很好的疗效。两者合食能润燥、养血、通便。

【适应证】肛裂肠燥伴有反复便血、便秘的患者。

【注意点及禁忌证】①所有药物、食物应至正规药物、食材销售地点购买。②由于老年人、婴幼儿急需补钙或正在服用钙片治疗者（如软骨病、肺结核缺钙患者），专家建议服用钙片前后2小时内不要进食菠菜。菠菜含有食物纤维，能解毒通窍，因此有一定的滑肠作用，腹泻时不要吃菠菜。③菠菜所含草酸与钙盐能结合成草酸钙结晶，使肾炎患者的尿液中管型及盐类结晶增多，故肾炎和肾结石患者不宜食；此外，孕妇不宜多食用菠菜。④菠菜中铁元素含量较高，大量食用后大便隐

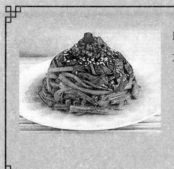

血试验可能出现阳性,故食用后3天内不建议大便隐血检查以防出现假阳性。

三椒芦荟

【材料】红、黄、青椒丝各75克,芦荟300克;佐料:色拉油,香油,味精,泡椒汁,盐。

【做法】芦荟去皮后切成粗丝,焯水处理;油锅烧热,倒入三椒煸炒,然后加味精、盐、芦荟、泡椒汁,炒熟,淋香油即可食用。

【作用】芦荟味较苦、性凉,归于胃、肝经;能促进食欲、大肠缓泻的作用,是治疗便秘最好的食物;椒丝能起到刺激唾液和胃液分泌的作用,从而具有增强食欲,促进消化的功效。两者合用可生津止渴,清热通便。

【适应证】大便干结难解,伴有胃口欠佳,腹部胀满不适,口干口苦,舌红少苔的患者。

【注意点及禁忌证】①所有药物、食物应至正规药物、食材销售地点购买。②对芦荟、辣椒过敏者禁食。③孕妇禁食。④芦荟性寒,大便易溏薄者不宜食用。

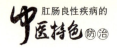

素三鲜

【材料】莴笋 200 克，白萝卜 150 克，胡萝卜 150 克，泡椒汁。

【做法】材料洗净，切成小方块，然后把切好材料倒入泡椒汁中浸泡，数小时后即可食用。

【作用】莴笋可以促进肠胃蠕动，帮助消化，有利于排便，能够清热解毒，治疗肝火旺盛引起的口干口臭；萝卜具有下气、消食、利尿、润肺祛痰、解毒生津之功效，大多数人群均可食用，其中白萝卜还有一定的杀菌消毒作用，可以促进人体消化道蠕动的功能。

【适应证】腹部时有胀气，大便不太通畅，消化不良，伴有口干、口腔异味，大便腥臭难解的患者。

【注意点及禁忌证】①所有药物、食物应至正规药物、食材销售地点购买。②脾胃虚寒者不宜食用，会导致胃病。③眼疾患者不宜食用，会导致病情加重。

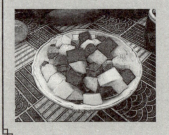

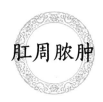

肛周脓肿

一、定义

肛周脓肿,即肛门直肠周围脓肿,中医学称为"肛痈",是累及肛门直肠周围软组织的化脓性感染。肛周脓肿发病多较突然、进展快,可引起患者肛周局部剧烈疼痛,重者还可出现发热、乏力等全身症状。临床多将肛周脓肿作为一种急症处理,因及时积极的治疗不但能缓解症状,减轻患者痛苦,还可避免病情加重和复杂化。肛周脓肿自行破溃脓出或切开排脓后大多会形成肛瘘。

二、中医病名溯源

《皇帝内经》是最早对肛周脓肿提出明确论述的中医文献,《灵枢·痈疽》将其命名为"锐疽",谓:"发于尻,名曰锐疽,其状赤坚大,急治之,不治三十日死矣。"《素问·生气通天论》则曰:"营气不从,逆于肉理,乃生痈肿。"南宋陈自明在《外科精要》首次将"痈"用于本病的命名:"谷道前后生痈,谓之悬痈。"明代,薛己在校注《外科精要》时明确提出悬痈的治则:初起予以消散,成脓期予以透脓,脓成则予以排脓,脓出后予补益托毒。另外,陈实功在《外科正宗》中,除将本病称为"悬痈"并将其归属到"脏毒""臀痈"范畴,并分别阐述了病因病机、临床表现和内外治法。《外科正宗·脏毒论》:"夫脏毒者,醇酒厚味,勤劳辛苦,蕴毒流注肛门结成肿块""初起寒热

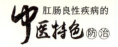

交作，大便坠痛，脉浮数者，宜用轻剂解散""外肿上以珍珠散清蜜调搽"，《外科正宗·臀痈论》："凡生此者，湿热凝滞结聚乃成""初起有头，红赤肿痛，顶高发热，根脚高耸者""肿已高而作疼，脓已熟而不破，胀痛难忍，宜即针之。溃后坚硬不消，脓水不止，饮食无味者，宜补虚健脾。"对后世医者起到了指导性作用。至清代，"肛痈"一词开始出现，赵濂《医门补要·肛痈辨》认为"一处出脓者为肛痈，每易成漏"，这一名称也被现代中医学所沿用。在治疗上，经过长期的临床研究和积累，这一时期医家们开始重视治疗对肛门造成的皮肉损伤和功能的影响，如清代陈士铎《辨证录》云："肛门之肉，不比他处之肉；肛门之皮，不比他处之皮，此处之皮有纵有横，最难生合，况大便不时出入。"这一思想亦与现代中西医临床相契合。

三、临床表现

1. 疼痛

疼痛在肛周脓肿表现最为明显，这也常是患者就诊主要原因。低位脓肿，早期可出现轻度不适或隐痛，病灶成脓后则呈持续性胀痛或跳痛并伴有局部灼热感。其中，皮下脓肿和低位肌间脓肿所引起的疼痛最为剧烈。单纯的高位肛周脓肿初期疼痛不明显，随着病情发展，多有不同程度的肛门和骶尾部酸胀坠痛，可向臀部放射，伴有低位脓肿时，疼痛加重。

2. 肛周肿物

肛周肿物为常见主诉，多见于低位肛周脓肿。肛痈初起，肿物表现为较小硬结或肿块，成脓后范围扩大，红肿隆起高出皮肤，质地变软。

3. 排便不畅

患者可因惧怕疼痛而出现大小便排出不畅。脓肿若范围较大，亦可

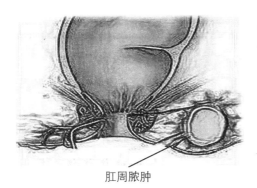

肛周脓肿

压迫肠腔,产生持续便意大便却排出不畅。

4.流脓

部分脓腔被挤压后,脓液可自内口溢出流入肠腔。脓肿溃破后,脓液自溃口流出,脓出后疼痛可明显缓解。

5.发热

多见于累及坐骨直肠间隙、骨盆直肠间隙或直肠后间隙的肛门直肠周围脓肿。以上三类脓肿感染范围相对广泛,感染程度重,因此常可引起发热,并多伴有精神萎靡,周身不适等表现。

四、病因病机

中医学中有关于肛痈病因病机的论述颇多,但归纳起来不外乎虚、实两证。

1.虚证致病

(1)久病极虚,三阴亏损,湿热积聚肛周,如《疡科心得集·辨悬痈论》云:"患此者,俱是极虚之人,由足三阴亏损,湿热积聚而发。"

(2)虚劳久嗽,痰火结肿肛门,如《外科正宗·脏毒论》云:"又有虚劳久嗽,痰火结肿肛门如栗者,破必成漏。"

(3)劳碌、负重、生产等引起气虚、气陷,致湿热积聚下注,如《外症医案汇编·肛痛》云:"负重奔走,劳碌不停,妇人生产用力,以上皆能气陷阻滞,湿热瘀毒下注";又如《医门补要·痔漏》曰:"盖劳碌忍饥,或负重远行,及病后辛苦太早,皆伤元气,气伤则湿聚,湿聚则生热,热性上炎,湿邪下注,渗入大肠而成漏,时流脓水。"

2.实证致病

(1)外邪入里化热，下注肛门，如《河间六书》云："风热不散，谷气流溢，传于下部，故令肛门肿满，结如梅李核，甚者及变而为瘘也。"

(2)过食膏粱厚味、辛辣醇酒，湿热内生，下注积聚肛门，如《外科正宗》云："夫脏毒者，醇酒厚味，勤劳辛苦，蕴毒流注肛门结成肿块。"

五、辨证论治

1.初起阶段

指脓肿新发未成脓阶段，此阶段大多属火毒蕴结之实证，应以"消法"为治疗原则。

(1)火毒蕴结证

【治法】清热解毒，活血止痛。

【主方】仙方活命饮（《女科万金方》）、黄连解毒汤（《肘后备急方》）加减。

【常用药】金银花、黄连、黄芩、黄柏、防风、白芷、当归、白芍、贝母、皂角刺、穿山甲*、天花粉、乳香、没药。

(2)阳虚寒凝证

【治法】温阳通滞，散寒消结。

【主方】阳和汤（《外科全生集》）。

【常用药】熟地、肉桂、麻黄、鹿角胶、姜炭。

2.成脓阶段

应以"托法"为治疗原则，"因其势而逐之"，使脓肿速溃，透脓外出。此期辨证当属热毒炽盛，包括正盛邪实及正虚毒盛两类。

---

*穿山甲为国家一级保护野生动物，《中国药典》2020年版已不再收载，但此处为遵重古方，予以列出，下同。

（1）属正盛邪实者，证见局部肿胀高起，疼痛剧烈、脓根收束，色晕分明，剧痛难忍，脉证俱实。

【治法】托里透脓。

【主方】透脓散（《外科正宗》）加减。

【常用药】黄芪、当归、穿山甲、皂角刺、川芎。

（2）属正虚毒盛者，证见脓肿平塌、根脚散漫、难溃难腐、疼痛不甚。

【治法】益气养血，托里透脓。

【主方】托里透脓汤（《医宗金鉴》）加减。

【常用药】人参、白术、白芷、黄芪、当归、穿山甲、皂角刺等。

3.溃后阶段

指脓肿经治疗或自然破溃，脓液流出之后的阶段。治疗主要应以"补"为原则，"益其所不足而敛之"。属阴虚毒恋者应以养阴清热，祛湿解毒为治法。

（1）如溃后脓出不尽、腐肉难除，首先仍应予托里透脓汤透脓外出。

（2）如溃后脓尽腐除，需补益气血，以助收口。

【治法】益气养血，敛疮生肌。

【主方】八珍汤（《正体类要》）、十全大补汤（《太平惠民和剂局方》）加减。

【常用药】当归、川芎、白芍、熟地黄、人参、白术、黄芪。

（3）阴虚毒恋证

【治法】养阴清热，祛湿解毒。

【主方】青蒿鳖甲汤（《温病条辨》）合三妙丸（《医学正传》）加减。

【常用药】胡黄连、青蒿、鳖甲、地骨皮、知母、丹皮、黄柏、牛膝。

六、健康教育

(1) 培养良好的排便习惯,勿久蹲、久坐、努责。注意肛周皮肤的清洁,勤换内裤,勤淋浴;食宜清淡,进餐时要细嚼慢咽,少说话,防止食物呛入气道。不暴食,忌食辛辣、刺激、油腻之品,忌烟酒。

(2) 加强体育锻炼,增强机体抗病能力。患病后应及早治疗,防止炎症扩大。

(3) 积极防治肛门病变,如肛裂、肛窦炎、肛腺炎、肛乳头炎、直肠炎、腹泻、内痔外痔等。遗留创口要及时就医。

七、食疗

饮食宜清淡、宜消化、富有营养,多吃新鲜的蔬菜和水果,忌辛辣、刺激、油腻、炙煿及易肠胀气的食物,忌烟酒。便秘者,每日晨起以蜂蜜冲饮,或饮淡盐水等,以达润肠通便之效。

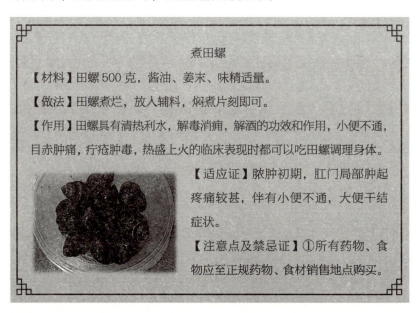

煮田螺

【材料】田螺500克,酱油、姜末、味精适量。

【做法】田螺煮烂,放入辅料,焖煮片刻即可。

【作用】田螺具有清热利水,解毒消痈,解酒的功效和作用,小便不通,目赤肿痛,疔疮肿毒,热盛上火的临床表现时都可以吃田螺调理身体。

【适应证】脓肿初期,肛门局部肿起疼痛较甚,伴有小便不通,大便干结症状。

【注意点及禁忌证】①所有药物、食物应至正规药物、食材销售地点购买。

②畏寒，身体受寒受凉引起的阳性虚弱体质，或者是风寒感冒患者不适合食用。③煮田螺必须用活田螺，死田螺体内有更多的细菌与寄生虫滋生繁殖，不建议食用；烹煮过程中一定要煮熟，就能够避免出现寄生虫感染。

槐花地榆猪骨汤

【材料】鲜汤干骨1000克，黄豆250克，槐花、地榆、紫丹参各50克。

【做法】先将三味药煮1小时去渣，与猪骨、黄豆同煮。待熟，加桂皮和盐即成。

【作用】猪骨性温，味甘、咸，入脾、胃经，有补脾气、生津液的作用；槐花味苦，性平，无毒，具有清热、凉血、止血的功效；地榆味苦、酸、涩，性微寒，具有凉血止血，解毒敛疮等功效，合用有清热凉血之效。

【适应证】脓肿发作刺痛反复不能缓解，伴有口干发热者。

【注意点及禁忌证】①所有药物、食物应至正规药物、食材销售地点购买。②体质虚寒者不能服用。③胎产虚寒泄泻，血崩脾虚泄泻者禁止食用。

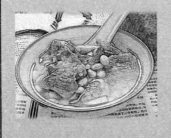

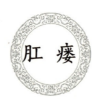

肛 瘘

一、定义

肛瘘,即肛门直肠瘘,中医学中亦称"肛漏""痔漏",是肛周皮肤与肛管、直肠之间的慢性、病理性窦道。常因肛门直肠周围脓肿中破溃或切开引流后脓腔逐渐缩小而形成,主要与肛腺感染有关。其特点是以肛门周围硬结、反复肿痛、破溃流脓、潮湿及瘙痒为主症,局部可触及或探及瘘管通向肛内。肛瘘由原发性内口、瘘管和继发性外口组成,病情有蔓延和不规律发展的特性。

二、中医病名溯源

《山海经》已明确提出了"瘘"的病名,记载了治疗瘘疾的方法。《山海经·中山经》曰:"仓文赤尾,食者不痛,可以为瘘";《五十二病方》提及"牝痔之入窍中寸……后而溃出血",将瘘归入"牝痔"之中。另外,《五十二病方》中也提及"多空(孔)"的瘘,即西医学所指的多外口复杂性肛瘘,并且瘤瘘称作"巢",如"巢塞直(即直肠)者"即指直肠有瘘管。"痔瘘"病名始见于《神农本草经》,如"夫大病之主……痈肿恶疮,痔瘘瘿瘤"系泛指痔、瘘等肛肠疾病,之后的文献也记作"痔瘘"。隋代巢元方所著《诸病源候论》对肛瘘临床症状的描述,如"肛边生鼠乳出在外者,时时出脓血是也"。唐代孙思邈所著《备急千金要方》有"牝痔,从孔中起,外肿五六日,自溃出脓血,猬皮主之"的记载。

宋代《太平圣惠方》将痔与痔瘘从概念上进行了区分，并记载了将砒霜溶于黄蜡之中，捻为条子，纳于瘘疮窍之中治疗瘘疾的方法，这是应用药捻脱管法治疗肛瘘的最早记载。元代窦默在《疮疡经验全书·痔瘘症并图说篇》中，将瘘管称作"漏疮"，并有"单漏"的记载："又有肛门左右，别有一窍出脓血，名曰单漏"，类似于西医学所称的单纯性肛瘘。元代《永类钤方》中首载挂线法治疗肛瘘："用芫根煮线——草探一孔，引线系肠外，坠铅锤悬，取速效。药线日下，肠肌随长，僻处既补，水逐线流，未穿疮孔，鹅管内消。七日间，肤全如旧……线脱日期，在疮远近，或旬日半月，不出二旬，线既过肛，如锤脱落，以药生肌，百治百中。"明清时代，外治法和手术治疗肛瘘有了新的突破，明代徐春甫著《古今医统大全》，推崇《永类钤方》中挂线术："至于成漏穿肠，串臀中有鹅管，年久深远者，必是《永类钤方》挂线治法，庶可除根。"明代申斗垣《外科启玄》中详细介绍了脱管药捻的制作方法，确定施捻方法和换药的原则。著名医家陈实功所著的《外科正宗》一书，较全面地总结了前代的外科学术成就，并有《脏毒论》《痔疮论》等专篇对痔、瘘、肛周痈疽等痔瘘疾病的病因、病机和辨证施治进行了较全面的论述。至清代诸多医学著作中都有关于肛瘘的专篇论述，对肛瘘分类、病因、治疗等的阐述更为详尽系统。如《外科大成·痔瘘附余》中将漏分为8种，其中有指瘘管弯曲复杂的肛漏，如"肾囊漏……为其管屈曲不直，难以下药至底也；串臀漏、蜂窠漏，二症若皮硬色黑，必内有重管。"《外科图说》中绘制了弯刀、钩刀、柳叶刀、银丝、过肛针等治疗漏的器械。而"肛漏"之名则首见于清代《外科医案汇编》并沿用至今。至此，中国古代历代医家对于肛瘘的症状、分类、病因病机、治则治法等的认识基本统一，理论体系趋于完善。

三、临床表现

1. 流脓

脓液多少与瘘管大小、长短及数目有关。新形成或炎症急性发作期的瘘管脓多、味臭、色黄而浓稠；经久不愈的瘘管脓液较少或时有时无。若脓液急骤增多，

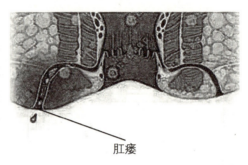

肛瘘

局部肿胀，体温增高，常因肛瘘感染急性加重所致。有的外口排出物中混有少量血液，较宽大的内口瘘管可有粪便或气体排出。

2. 硬结

肛缘条索状硬结常为患者的主诉之一。炎症急性发作时外口若封闭，引流不畅时硬结则增大。

3. 疼痛

平时疼痛不明显。慢性炎症期脓液积存于管腔内，引流不畅时局部胀痛，并有明显压痛，脓液引流后疼痛可减轻；急性感染期肿胀疼痛剧烈。内盲瘘常见直肠下部和肛门部的灼热不适，排便时伴有疼痛。黏膜下瘘常引起肛门坠胀疼痛并向腰骶部放射。

4. 瘙痒

因肛内黏液分泌物的增多或外口周围脓液的刺激常致肛门皮肤瘙痒或湿疹，出现皮肤浸渍、潮红、渗出及皮损，长期刺激可致皮肤增厚呈苔藓样变。

5. 排便不畅

一般肛瘘不影响排便，但高位复杂性肛瘘或者马蹄形肛瘘因长期慢

性炎症刺激，肛管直肠环纤维化或者瘘管环绕肛管，形成半环形或环形，影响肛门括约肌的舒张收缩，引起排便不畅。

6. 其他表现

当瘘管与膀胱、尿道、子宫、阴道相通时会有其他特殊表现。例如，直肠膀胱瘘时，有部分尿液从肛门外流；直肠阴道瘘时，阴道内可见粪渣。

四、病因病机

1. 外感六淫之邪，即风、寒、暑、湿、燥、火邪所致

例如，《素问·生气通天论篇》云："……寒气从之，乃生大偻，陷脉为瘘，留连肉腠。"又如《河间六书》云："盖以风热不散，谷气流溢，传于下部，故令肛门肿满，结如梅李核，甚至乃变而为瘘也。"

2. 过食醇酒厚味，房劳过度所致

例如，元代李东垣所著《东垣十书》云："皆由房酒过度，久嗜甘肥，不慎醉饱，以合阴阳，劳扰血脉，肠澼渗漏，冲注下部，肛边生疮，变为痔疾……稍纵嗜欲，腐溃脓血，或逗留淫汁，岁月已深，旁穿窍穴，即变痔瘘。"

3. 七情内伤，忧思过度所致

元代朱震亨《丹溪心法》云："大抵外伤四气，内窘七情，与夫饮食乖常，染触蛊动，含灵之毒，未有不变为瘘疮，穿孔一深，脓汁不尽，得冷而风邪并之，于是涓涓而成瘘已。"

4. 局部气血运行不足所致

例如，《薛氏医案》云："臀，膀胱经部分也。居小腹之后，此阴中之阴，其道远，其位僻，虽太阳多血，气运难及，血亦罕到，中年后尤虑此患。"

5. 痔久不愈成瘘

例如,《诸病源候论》云:"痔久不瘥,变为瘘也。"又如《疡科选粹》云:"痔疮绵延不愈,湿热瘀久,乃穿肠透穴,败坏肌肉,销损骨髓,而为之漏焉。"

6. 由肛痈发展而来

《医宗金鉴·外科心法要诀》说:"漏,大多由肛痈发展而来。患部溃破,流脓血、黄水,日久患部形成孔窍,转而结成瘘管,不易痊愈。"

五、辨证论治

1. 湿热蕴结证

【治法】清热化湿解毒。

【方药】萆薢化毒汤合五味消毒饮加减。

【药物组成】萆薢、归尾、牡丹皮、牛膝、防己、木瓜、薏苡仁、秦艽、金银花、野菊花、紫花地丁、天葵子、蒲公英等。

【加减】便秘者,加生大黄、枳实、芦荟等泻热通腑;溲赤者,加车前子、泽泻等清热利水通淋;湿重者,加苍术、黄柏以清热燥湿。

2. 阴虚热蒸证

【治法】清热养阴解毒。

【方药】青蒿鳖甲汤或滋阴除湿汤加减。

【药物组成】青蒿、鳖甲、生地、知母、牡丹皮、当归、白芍、黄柏、泽泻、象贝母、地骨皮、生甘草等。

【加减】肺虚者,加沙参、麦冬以养阴;脾虚者,去知母、黄柏,加白术、山药、扁豆以健脾除湿。

3. 正虚邪恋证

【治法】益气养血托毒。

【方药】托里消毒散加减。

【药物组成】党参、川芎、当归、白芍、白术、金银花、茯苓、白芷、皂角刺、桔梗、黄芪、生甘草等。

4.热毒炽盛证

【治法】清热透脓托毒。

【方药】内疏黄连汤或黄连解毒汤加减。

【药物组成】黄连、山栀、黄芩、连翘、桔梗、木香、槟榔、芍药、黄柏、薄荷、大黄、当归、甘草等。

【加减】脓水不畅者，加穿山甲、皂角刺以透脓托毒；口渴明显者，加生地、玄参、麦冬以清热养阴；神昏谵妄者，加犀角*、牛黄以泻火解毒，安神开窍。

六、健康教育

（1）养成良好健康的生活习惯，克服吸烟、喝酒、如厕看书等不良生活习惯，避免久蹲久站，保持肛门部清洁卫生，避免复发。合理调节工作时间，保证休息、睡眠，避免重体力劳动；保持精神愉快，心胸开阔，戒怒少思，避免不良情绪刺激。起居有常，按时作息，避免劳累。勿负重、远行，防止过度劳倦、勿久站，久立或久蹲，坐位时最好选用"O"型软枕。

（2）饮食有节，平时吃饭应细嚼慢咽，进食时少说话。多食新鲜蔬菜、水果。不暴饮暴食，少食或不食辛辣、刺激、油煎之品。戒烟、酒。

（3）注意肛门部清洁卫生。便后用温水清洗。平时应勤沐浴，勤换内裤(内裤透气性要好，不宜过紧)。养成良好的排便习惯，排便时勿久蹲，纠正便时看书、阅报等不良习性。

---

*犀角，即犀牛角，已禁止入药，多用水牛角代替。

（4）肛漏经常反复发作，可引起继发感染，尤其是年迈体弱或婴幼儿，因机体抵抗力差，炎症容易扩散，应及早治疗。切开外口引流者，要注意引流通畅，避免肛漏外口堵塞，防止因脓液蓄积而引发新的漏管分支。

（5）除注意饮食调理、二便护理等综合措施外，应保持局部清洁卫生，经常用温水或中药汤剂清洗或坐浴，内裤污染要及时更换。

七、食疗

饮食调节，多食蔬菜水果，多饮水，多吃含蛋白质类食品，如瘦肉、牛肉、蘑菇等。应多吃清淡含丰富维生素的食物，如绿豆、萝卜；禁食辣椒，禁止饮酒，忌食油腻食物。

松子米粥

【材料】松子仁50克，粳米250克。

【做法】松子仁洗净，置锅中，加清水500毫升，加粳米，急火煮开5分钟，改文火煮30分钟，成粥，趁热食用。

【作用】松子又称海松子、松子仁，松子含脂肪、蛋白质、碳水化合物等，松子有润肺滑肠的功效，能治燥结咳嗽，滋润皮肤，延年益寿；粳米是日常生活中常见的一种主食，具有滋阴补肾的作用，适合体虚的患者服用，可以有效地增强身体的体质，提高人体对疾病的抵抗能力，还有健脾暖胃的作用，可用来治疗胃寒，适合脾胃虚弱的患者服用。两者主要有滋阴润肠之效。

【适应证】肛瘘属虚证，大便不畅、脓稀、气短者。

【注意点及禁忌证】①所有药物、食物应至正规药物、食材销售地

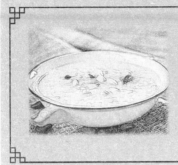点购买。②松子的副作用是凡脾虚便溏、肾亏遗精、湿痰甚者均不宜多食松子。

百合莲子茯苓粥

【材料】百合、莲子各25克,茯苓10克,粳米250克。

【做法】百合洗净,粳米淘净备用。茯苓洗净,纱布包扎,置锅中,加清水500毫升,急火煮沸10分钟,捞去药袋,加百合、莲子、粳米,急火煮开5分钟,改文火煮30分钟,成粥,趁热食用。

【作用】百合具有安神养心、健脾补肾、润肺止咳的作用;莲子有养心通便润肠之功效,加上冰糖调和诸脏,共同食用可以有效地促进新陈代谢、补中益气;茯苓属于菌类科药材,性平,味甘淡,属归肝、脾、肾经,有利水渗湿、健脾和胃、宁心安神的作用。三者同煮有滋阴清热利湿之效。

【适应证】肛瘘属虚证,大便不畅、脓稀,胃纳差,舌淡苔薄者。

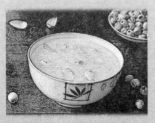【注意点及禁忌证】①所有药物、食物应至正规药物、食材销售地点购买。②茯苓的用量一般在9~15克之间,应注意虚寒引起的遗精、滑泄、多尿的患者禁忌使用。③对莲子或者百合过敏

者，不宜喝莲子百合汤，以免引起过敏反应。④莲子性平，百合性寒，两者一同炖汤的属性偏寒，食用后会增加肠道的滑利性，因此，便溏腹泻、风寒感冒、寒性咳嗽、脾胃虚寒、阳虚者不建议食用。⑤莲子和百合都属于富含淀粉的食物，淀粉可以水解为糖类，而肥胖、糖尿病患者要控制糖的摄入，因此不宜多吃莲子百合汤。

金银花绿茶

【材料】金银花5克，绿茶5克。

【做法】金银花洗净，置杯中，加绿茶，开水冲泡，饮用。

【作用】金银花具有清热解毒，消炎退肿的功效，能清脑、解暑、醒酒、降脂等。

【适应证】肛瘘伴有大便干结，小便赤、口干发热的患者。

【注意点及禁忌证】①所有药物、食物应至正规药物、食材销售地点购买。②金银花性寒，味凉，会影响脾胃的运化，脾胃虚弱者不宜常用。③茶多酚有较强的收敛作用，对病原菌、病毒有明显的抑制和杀灭作用，对消炎止泻有明显效果。

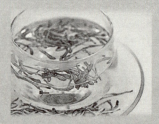

凉拌芹菜

【材料】新鲜芹菜300克,麻油少许。

【做法】鲜嫩芹菜去根,洗净,切6厘米长段,开水烫过。加麻油少许与调味品拌食。

【作用】芹菜,富含蛋白质、碳水化合物、胡萝卜素、B族维生素、钙、磷、铁、钠等,同时芹菜味甘,性辛,无毒,具有平肝清热、祛风利湿、除烦消肿、凉血止血、解毒宣肺、健胃利血、清肠利便、润肺止咳、降低血压、健脑镇静的功效。

【适应证】肛瘘伴大便干结难下,伴有口干、舌红,小便少。

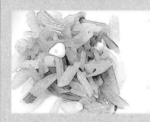

【注意点及禁忌证】①所有药物、食物应至正规药物、食材销售地点购买。②芹菜性凉质滑,脾胃虚寒、腹泻者不宜多食。③芹菜有降血压功效,血压偏低者不宜多食。

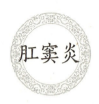

肛窦炎

一、定义

肛窦炎又称肛隐窝炎,中医称本病为"脏毒",是肛门瓣、肛窦及肛门腺内发生的急、慢性炎症性疾病。由于慢性炎症刺激,常合并肛乳头炎、肛乳头状肥大。其临床特点是肛门部不适、潮湿、瘙痒,甚至有分泌物,疼痛等。它是一种重要的潜在感染病灶,约85%肛门直肠病变与肛窦感染有关。因此,对本病的早期诊断、治疗有积极的意义。

二、中医病名溯源

中医学认为本病的成因为饮食不节、过食肥甘厚味、辛辣醇酒,致湿热内生,下注肛肠;或大便干燥秘结、用力努责,肛管损伤染毒,致局部经络阻塞,气血瘀滞;或中气不足,气虚下陷;或肺、肾阴虚,热邪郁积肛肠。因此,肛窦炎属中医"脏毒"范畴。《外科全生集》记载:"脏毒者,醇酒厚味,勤劳辛苦,蕴毒流注肛门。"肛乳头肥大始见于明代申斗垣所著《外科启玄·痔疮形图》中:"痔疮多种,形状不一,最苦悬珠者。"并在《外科启玄·痔疮部》中指出了"夫痔者滞也,盖男女皆有之。经云'因而饱食,筋脉横解,肠澼为痔',痔曰肠澼是也。古书虽有五痔之分,而未尝离于风湿燥热四气郁滞,弗能通泄,气逼大肠所作也。"

三、临床表现

1. 肛门部不适

患者初期无明显症状,常有排便不尽,肛内有异物感和下坠感,严重者可伴有里急后重感。

2. 疼痛

时有灼热、刺痛,排便时因粪便压迫肛隐窝,可使肛门部疼痛加重,初期不甚剧烈,数分钟内即可消失。若肛门括约肌由于炎症刺激而引起挛缩则疼痛可加剧,常出现短时间阵发性刺痛,或疼痛持续数小时,严重者可波及臀部及股后部。

3. 肛门潮湿、分泌物

由于肛隐窝、肛门瓣的炎性水肿可引起肛门闭锁不全,出现肛门潮湿、瘙痒。急性期常伴有大便困难,粪便常带有少量黏液,通常在排便前流出,有时伴有少量便血。

四、病因病机

肛窦炎属中医"脏毒"范畴,本病的发生是由于饮食不节,过食辛辣刺激食物、膏粱厚味等,湿热内生,浊气下注肛门;或过于劳累,损伤正气,毒邪汇聚于肠,或肛肠湿毒热结,气血瘀滞;或脾虚、中气不足或肺肾阴虚、湿热乘虚下注郁久,酝酿而成;或因虫积扰窜,破损染毒而成;或大便干燥,便时损伤肛管,致使气滞血瘀,阻塞经络;或因泄泻和痢疾等病湿、热、毒下注肛门,发为本病。现代张燕生教授从中医外科角度提出了先辨病再辨证,局部和全身情况相结合。辨病上,肛窦炎、肛痈、肛漏分别相当于疾病初期、成脓期、溃破期三个阶段,肛窦炎处于疾病初期,未成脓或毒性尚未扩散。辨证上,《素问·太阴阳明论》曰:"故伤于风者,上先受之;伤于湿者,下先受

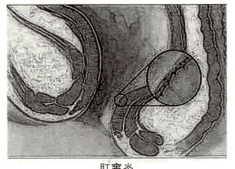

肛窦炎

之。"《疡科心得集·例言》曰: "盖疡科之证,在上部者,俱属风温风热,风性上行故也;在下部者,俱属湿火湿热,湿性下趋故也;在中部者,多属气郁火郁,以气血之俱发于中也。"肛窦炎多属于人体下部,结合三焦辨证,多属于湿热为患,虚实夹杂。其证可归纳为湿热邪毒,蕴结下焦,经络阻隔,气血凝滞。

五、辨证论治

1. 湿热下注证

【治法】清热利湿,活血止痛。

【方剂】止痛如神汤、四妙丸加减。

【常用药】酒大黄、槟榔、苍术、黄柏、秦艽、防风、桃仁、当归、泽泻、牛膝、薏苡仁、生黄芪、三棱、莪术。

2. 阴虚内热证

【治法】养阴清热,凉血止痛,润肠通便。

【方剂】凉血地黄汤加减。

【常用药】生地、当归、地榆、槐角、黄连、黄芩、赤芍、枳壳、天花粉、荆芥、升麻、生甘草、生黄芪。

3. 气滞血瘀证

【治法】活血化瘀,理气止痛。

【方剂】复元活血汤或桃仁承气汤加减。

【常用药】当归、天花粉、柴胡、红花、甘草、穿山甲(炮)、大黄（酒浸）、桃仁（酒浸，去皮尖，研如泥）。

4. 脾虚气陷证

【治法】补中益气，升阳举陷。

【方剂】补中益气汤加减。

【常用药】黄芪、甘草、人参、当归、橘皮、升麻、柴胡、白术。

六、健康教育

（1）遵循早诊断、早治疗的原则；肥大乳头以手术为第一选择。

（2）保持精神愉快，心胸开阔，戒怒少思，避免不良情绪刺激。

（3）注意饮食宜忌，保持饮食清淡、营养平衡。少食辛辣刺激食物和油炸、高脂肪高能量食物，增加水果、蔬菜粗纤维食物的摄入量，保持大便畅通，以防脂肪、能量堆积、湿热壅滞肠道、瘀毒内聚、导致恶变。忌食寒凉生冷、油腻食物以防止损伤中焦阳气，造成脾胃虚寒。宜吃流食（粥、汤）、软食（馒头、面包）等饮食，因为肛乳头肥大切除术后伤口需要愈合时间，所以这段时间里尽量吃流食、软食，避免吃肉类、豆类等。饮食有节，平时吃饭应细嚼慢咽，进食时少说话。多食新鲜蔬菜、水果。不暴饮暴食，少食或不食辛辣、刺激、油煎之品。戒烟、酒。

（4）注意肛门部清洁卫生。便后用温水清洗。平时应勤沐浴，勤换内裤(内裤透气性要好，不宜过紧）。养成良好的排便习惯，排便时勿久蹲、努责，纠正便时看书、阅报等不良习性。加强锻炼，增强体质。久坐者应每隔2小时进行一些改变体位的活动，或做广播体操和其他松弛肌肉的活动。

七、食疗

凉拌马齿苋

【材料】新鲜马齿苋300克，麻油少许。

【做法】去根及老黄叶，清水洗净，开水焯一下，加麻油及精盐少许拌食。

【作用】马齿苋酸、寒，入肝、大肠经。具有清热解毒、凉血止血和止痢的功效。由于马齿苋味酸性寒，既能清热解毒、凉血止血又能收敛止血之功，可以治疗热毒血痢。马齿苋还有清热解毒、凉血消肿的功效，所以是治疗热毒所致的疮痈肿痛的常用药物。马齿苋能凉血止血也能收涩止血，因此可以用来治疗大肠湿热的各种炎症。

【适应证】肛窦炎炎症反复发作，坠胀不适，可伴有肛内胀痛、大便混有脓性液体。

【注意点及禁忌证】①所有药物、食物应至正规药物、食材销售地点购买。②马齿苋为寒凉之品，脾胃虚弱、腹部受寒引起腹泻者忌食。

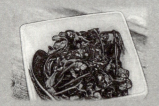

③忌与胡椒、该粉同食。④不宜与甲鱼同食，否则会导致消化不良、食物中毒等症。⑤孕妇要禁止吃马齿苋，因为马齿苋滑利，有滑胎的作用。

柴鱼汤

【材料】柴鱼1条,重约400克。

【做法】柴鱼去内脏,洗净,放清水煮熟,放少许猪油、精盐、葱花。

【作用】柴鱼是一种淡水鱼类,从中医角度来讲,柴鱼可以健脾开胃、养阴益气,对于脾胃虚弱症状有很好的辅助治疗作用,服用可以健脾生肌。

【适应证】肛乳头术前调理,术后促进愈合。

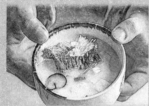

【注意点及禁忌证】①所有药物、食物应至正规药物、食材销售地点购买。②过敏体质者慎食,鱼类不能和维生素C含量高的食物一起吃。

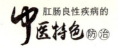

薏苡仁粥

【材料】薏苡仁 100 克,白糖适量。

【做法】薏苡仁洗净,冷水浸泡 20 分钟,大火烧开,小火煨烂,加白糖少许。

【作用】薏苡仁味甘,性微寒。可以健脾补中、利水消肿,用于治疗脾虚湿盛导致的小便不利、水肿浮肿、腹胀等症;可以清肠热、排脓痈,用于治疗肠痈、咳浓痰、肺痈胸痛等症。

【适应证】肛窦炎引起的肛门坠胀不适、肛门口时有渗出,伴有头身困重、四肢酸楚、口淡、胃口较差等。

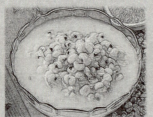

【注意点及禁忌证】①所有药物、食物应至正规药物、食材销售地点购买。②阴虚体质如易盗汗、午后发热者,消化不良及孕早期的孕妇,不宜食用薏苡仁。

清蒸精肉

【材料】猪里脊肉200克,党参15克,黄芪20克。

【做法】里脊肉切末,加党参、黄芪及精盐少许,上笼蒸熟。

【作用】猪里脊肉味甘、咸,性平,入脾、胃、肾经;补肾养血,滋阴润燥;主治热病伤津、消渴羸瘦、肾虚体弱、产后血虚、燥咳、便秘、补虚、滋阴、润燥、滋肝阴、润肌肤,利二便和止消渴;黄芪、党参益气生肌。本品有健脾生肌之用。

【适应证】肛门时有便意而不能解,胀痛不适,伴随气短无力、心跳心慌、食量下降、大便稀时有腹泻的患者。

【注意点及禁忌证】①所有药物、食物应至正规药物、食材销售地点购买。②党参、黄芪补气功效强,易引起血压升高,高血压患者不宜食用。

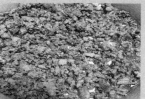

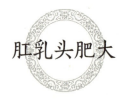

肛乳头肥大

一、定义

　　肛乳头肥大又称为肛乳头炎，是肛乳头纤维化的慢性增生性病变，常与肛窦炎并发。肛乳头重度纤维化增殖，又称为肛乳头纤维瘤。一般认为不脱出肛门者为肛乳头肥大，脱出肛门者为肛乳头纤维瘤。其临床特征是肛门坠胀、疼痛、脱出等。中医称本病为"悬珠痔"。

二、中医病名溯源

　　与肛窦炎互为因果，故同病可溯。

三、临床表现

　　1. 肛门不适

　　患者肛门有肿物脱出，有坠胀感等肛门部不适，局部无压痛，脱出物可以是一个，也可以是数个。

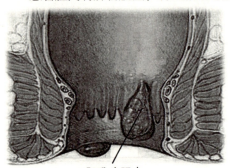

肛乳头肥大

　　2. 疼痛

　　肛门肿物脱出，若不能回纳，嵌塞于肛门部，或脱出物与大便、衣物等反复摩擦，可发生炎症，此时疼痛难忍。

3. 其他

由于肿块反复脱出肛门或是发生肛乳头炎症,分泌物增多,可引起肛门潮湿瘙痒、排便不尽。巨大肛乳头纤维瘤堵塞肛门可引起便秘及粪便变形,如局部表面发生溃疡,常有脓血便等。

四、病因病机

肛乳头肥大多与脏毒互为因果,病机也相通。

五、辨证论治

与脏毒分型相同,方药亦可一致。

六、健康教育

肛乳头肥大患者需养成良好的饮食与排便习惯,过度大便刺激易引起乳头增大速度,增加纤维性食物的摄入,减少辛辣、刺激性食物的摄入,减少吸烟、饮酒量,保证充足的饮水量,保证大便通畅。宜多食用含纤维的食物,如玉米、芹菜、胡萝卜等,促进胃肠蠕动,利于大便排出。宜饮用润肠饮料,如酸奶、蜂蜜、鲜榨果汁等,利于肠胃,促进排便。忌食辛辣刺激性食物,如辣椒、葱、姜、蒜等,直肠肛门部血管受刺激易产生充血、水肿、扩张,可导致排便疼痛和肛门坠胀感,加剧或诱发直肠脱垂发生。忌吸烟、饮酒,易使静脉充血扩张,导致直肠脱垂加重。

七、食疗

燕麦红枣甘草粥

【材料】燕麦100克,红枣5枚,炙甘草9克。

【做法】甘草洗净水中浸泡15分钟,红枣洗净掰开备用,燕麦放入锅中,加水500毫升,加入备用炙甘草及红枣,大火煮开,小火焖煮半小时。

【作用】燕麦富含人体所需膳食纤维,能够促进胃肠道蠕动,增强胃动力,促进排便,具有预防和缓解便秘的功效,以减少干燥粪便对肛乳头的刺激,可有效预防肛乳头肥大的发生;甘草性平味甘,归心、肺、脾、胃经,具有清热解毒、缓急止痛、益气补中的功效,经大量西医药理学临床研究发现甘草富含甘草酸成分,具有糖皮质激素样抗炎作用,通过抑制毛细血管通透性、抗组胺来抑制细胞内的生物氧化过程,降低了细胞对刺激的反应性,从而产生抗炎作用,被誉为中药中的"广谱抗生素",可有效控制肛窦感染,从而减少肛乳头肥大的发生。

【适应证】肛门坠胀不适,时有便意,肛门周围潮湿及瘙痒。

【注意点及禁忌证】①所有药物、食物应至正规药物、食材销售地点购买。②燕麦升糖作用较精米、面类食物偏低,但糖尿病患者仍需谨慎服食。③炙甘草在炮制过程中使用大量蜂蜜,含糖量较高,糖尿病患者及具有血糖不规则升高病史人群需在内分泌科专业医生指导下服食。④红枣具有一定升阳补气作用,对于明确高血压诊断的人群建议控制服食量。

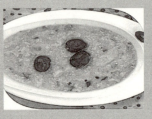

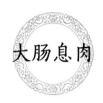

大肠息肉

一、定义

息肉为一形象学名词,泛指一切空腔脏器向腔内凸出和隆起的病变。据此,任何大肠肠腔内的凸起性病变,无论其大小、形态、组织学结构如何,均可称为大肠息肉。本书专门讨论肛肠良性病变,故本文"大肠息肉",指的是肠黏膜上皮源性的瘤样病变和良性肿瘤,而非恶性肿瘤样病变。

二、中医病名溯源

目前,中医对于本病病名尚无统一认识,根据临床症状或病症特点可将其归入"腹痛""肠澼""肠覃""泄泻""便秘""便血""积聚""肠瘤""息肉痔"等病范畴。

三、临床表现

不同类型的肠息肉临床差异比较大,大部分肠息肉患者没有任何自觉症状,少部分会有便血、黏液便或便秘、腹痛、腹泻等异常。肠息肉由于位置、病理性质的类型不同,临床表现也各有差异。

1. 直肠息肉的主要症状

(1) 便血:无痛性便血是直肠息肉的主要临床表现。息肉出血量较少,如果由于排粪时挤压而使息肉脱落及息肉体积大位置低,可发生较多量的出血。便血的特点为大便带血,而不发生滴血。

(2)脱垂:息肉较大或数量较多时,由于重力的关系牵拉肠黏膜,使其逐渐下垂,可并发直肠脱垂。

(3)肠道刺激症状:当肠蠕动牵拉息肉时,可出现肠道刺激症状,如腹部不适、腹痛、腹泻、脓血便、里急后重等。

2. 结肠息肉的主要症状

(1)便血:间断性便血或大便表面带血,多为鲜红色,继发炎症感染可伴黏液便或黏液血便,可有里急后重,便秘或便次增多,位置近肛者可有息肉脱出肛门,亦有引致肠套叠者。

(2)大便习惯改变:包括大便时间、次数的改变,以及便秘或不明原因的腹泻,特别是便秘与腹泻反复交替出现,更要引起警惕。

(3)大便形状异常:正常的粪便应该呈圆柱形,但如果息肉在结肠腔内,压迫粪便,则排出时往往会变细,或呈扁形,有时还附着有血痕。

临床上只有很少一部分肠息肉的患者出现便血、黏液便或便秘、腹痛、腹泻等症状,但这些症状也缺乏特异性。在有症状的结肠腺瘤中,大便带血或黏液血便最多见,一般是见于比较大的直肠息肉,有时忽然大量出血;也有患者因息肉而长时期慢性失血,出现贫血。直肠的较大腺瘤还可以引起大便次数增多或肛门下坠感,甚至脱垂出肛门。在一些罕见的情况下,结肠腺瘤有可能引起肠套叠、肠绞痛。小肠息肉的症状常不明显,可表现为反复发作的腹痛和肠道出血。

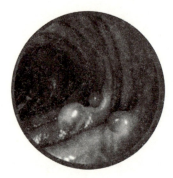

大肠息肉

四、病因病机

中医认为该病多因饮食不节、情志内伤等致脾胃运化失常,湿热痰浊内生气血瘀滞,以致气、湿、痰、瘀等病理因素相互聚结,日久息肉乃生。该病多属慢性病程,因而具有本虚标实、虚实夹杂的病机特点,其中多以脾虚、肾虚为本,以湿、痰、瘀为标。在临床中,每种证型往往兼夹出现,同时兼具一种或多种病理因素,具有复杂多变的证型,如气滞痰阻、痰瘀互结、痰热瘀结等。

五、辨证论治

1. 痰瘀内阻证

【治法】行气化湿,活血止痛。

【方药】平胃散合地榆散加减。

【常用药】苍术、陈皮、制半夏、地榆、槐花、茯苓、薏苡仁、莪术、丹参、赤芍、槟榔等。

2. 肠道湿热证

【治法】清热解毒,行气化湿。

【方药】地榆散合槐角丸加减。

【常用药】地榆、槐花、枳壳、槟榔、当归、赤芍、黄芩、茯苓、蒲公英、薏苡仁、防风等。

3. 气滞血瘀证

【治法】活血化瘀,行气止痛。

【方药】血府逐瘀汤加减。

【常用药】当归、生地、桃仁、红花、枳壳、赤芍、柴胡、川芎、牛膝、薏苡仁、槐花、地榆、桔梗、甘草等。

4. 脾虚夹瘀证

【治法】补益气血,活血化瘀。

【方药】四君子汤合化积丸加减。

【常用药】党参、白术、茯苓、薏苡仁、莪术、煅瓦楞子、丹参、三七、槟榔等。

六、健康教育

(1)保持精神愉快,心胸开阔,戒怒少思,避免不良情绪刺激。

(2)注意饮食宜忌,保持饮食清淡、营养平衡。少食辛辣刺激食物和油炸、高脂肪高能量食物,增加水果、蔬菜粗纤维食物的摄入量,保持大便畅通,以防脂肪、能量堆积、湿热壅滞肠道、瘀毒内聚,导致恶变。忌食寒凉生冷、油腻食物以防止损伤中焦阳气,造成脾胃虚寒。宜吃流食(粥、汤)、软食(馒头、面包)等饮食,因为直肠息肉切除术后伤口需要愈合时间,所以这段时间里尽量吃流食、软食,避免吃肉类、豆类等。饮食有节,平时吃饭应细嚼慢咽,进食时少说话。多食新鲜蔬菜、水果。不暴饮暴食,少食或不食辛辣、刺激、油煎之品。戒烟、酒。

(3)注意肛门部清洁卫生。便后用温水清洗。平时应勤沐浴,勤换内裤(内裤透气性要好,不宜过紧)。养成良好的排便习惯,排便时勿久蹲、努责,纠正便时看书、阅报等不良习性。

加强锻炼,增强体质。久坐者应每隔2小时进行一些改变体位的活动,或做广播体操和其他松弛肌肉的活动。平时可进行提肛运动,先收缩肛门,放松再收缩,每次30~40下。

(4)遵循早诊断、早治疗的原则,对肠炎、痢疾、肛门皮肤病和肠道寄生虫病等应积极彻底地治疗。

(5)积极治疗溃疡性结肠炎、泄泻、痢疾等慢性疾病。必要时作门诊随访(半年或1年)。若发现癌变或直肠多发性息肉,应及早就医治疗。

七、食疗

饮食宜清淡、易消化、富有营养,多吃新鲜的蔬菜和水果,忌辛辣、刺激、油腻、炙煿及使肠胀气的食物,戒烟、酒。

西兰花炒冬瓜

【材料】西兰花(焯水),冬瓜(切片),虾皮。

【做法】葱蒜虾皮炝锅,翻炒西兰花。放入冬瓜片同炒,撒入适量盐即可出锅。

【作用】西兰花能够帮助我们补充一定量的硒和维生素C,同时也能提供丰富的胡萝卜素。这些对于我们一些疾病的预防,特别是肿瘤,癌前病变转化成癌症,来抑制肿瘤的生长形成,有一定的预防作用;冬瓜是属于膳食纤维类食物,容易受肠道的吸收,也可以促进食欲,清洗肠道。

【适应证】大肠内发现息肉生长,术前、术后均可食用。

【注意点及禁忌证】①所有药物、食物应至正规药物、食材销售地点购买。②脾胃不好的人不适合服用此品,因为西兰花和冬瓜两者皆性凉,常吃不利于胃肠的身心健康,并且还会继续损害胃肠作用。③冬瓜利尿作用较为明显,尿频者不宜服食。

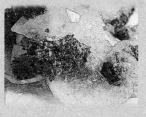

芹菜焖鱼

【材料】芹菜4~6根，剥皮鱼2条，葱姜等调料。

【做法】鱼洗干净，控干水分，加盐、姜片腌制半小时；锅内倒入适量的油，将鱼放入锅中煎至两面金黄；炒香干葱、姜片，放入一勺生抽、一勺油、5克糖，加入适量清水，刚好没过鱼身煮10分钟左右；汁收的差不多后将芹菜放入翻炒即可。

【作用】剥皮鱼学名叫绿鳍马面鲀，又叫马面鱼，资源丰富，无毒，含有蛋白质、维生素及脂肪等营养成分，营养价值不比其他鱼类差，是一种价廉物美的食用鱼类。芹菜是一种富含膳食纤维的蔬菜，能够促进肠道的蠕动，同时芹菜中还含有促进脂肪分解的化学物质，是能够减少脂肪和胆固醇吸收的，可以有效降低息肉的生长速度。

【适应证】直肠息肉时有便血伴有营养不良、大便不畅的患者。

【注意点及禁忌证】①所有药物、食物应至正规药物、食材销售地点购买。②剥皮鱼本性寒凉，最好在食用时避免与一些寒凉的食物共同食用，如空心菜、黄瓜等蔬菜，饭后也不应该马上饮用如汽水、冰水、雪糕等的冰镇饮品，还要注意少吃或者不吃西瓜、梨等性寒水果，以免导致身体不适。③芹菜有降压和促进肠蠕动的作用，低血压、脾胃虚弱者就不应多吃芹菜，会加重症状的。芹菜不能与甲鱼、菊花、鸡肉、蟹一起服用，会引起身体不适的。

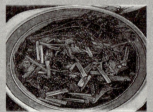

溃疡性结肠炎

一、定义

溃疡性结肠炎属于炎性肠病的一种,以持续性的肠道非特异性炎症为特征,临床表现为持续或反复发作的腹泻、黏液脓血便伴腹痛、里急后重和不同程度的全身症状。该病在欧美等发达国家多发,在我国较少见。但是随着环境和生活方式的改变,近年来的流行病学调查显示国内的就诊人数呈上升趋势。溃疡性结肠炎尚无确切的发病机制,涉及环境及遗传等因素共同诱导炎症,影响后续的黏膜损害和修复,目前无特效治疗手段。根据其临床表现,在中医学中可归属到"痢疾""肠澼""肠风""泄泻""脏毒"等范畴,其中慢性复发型又属中医"休息痢"范畴,慢性持续型属中医"久痢"范畴。

二、中医病名溯源

中医学对溃疡性结肠炎无明确记载,但就其证候特点当属"泄泻""痢疾""血痢""大瘕泄""肠风""肠澼"等范畴。《素问·太阴阳明论》中就有记载:"食饮不节,起居不时者,阴受之……阴受之则入五脏……入五脏则䐜满闭塞,下为飧泄,久为肠澼。"明确指出"肠澼"病因在于饮食不节、起居失常。《难经·五十七难》中有记载:"大瘕泄者,里急后重,数至圊而不能便,茎中痛",简要阐述了此类疾患的症状特点。刘完素《素问玄机原病式》认为:"诸泻痢皆属于湿,湿热甚于胃肠之内,而胃肠怫郁,以致气液不得宣通而成",表明湿热是导致溃疡性结肠炎重要的病理因素。《证治汇补·瘀血痢》中提到"恶血不行,凝滞于里,侵入肠内而成痢疾",指出瘀血与痢疾的关系密切。

三、临床表现

反复发作的腹泻、黏液脓血便及腹痛是溃疡性结肠炎的主要症状。起病多为亚急性,少数急性起病,偶见急性暴发起病。病程呈慢性经过,发作期与缓解期交替,少数症状持续并逐渐加重。部分患者在发作间歇期可因饮食失调、劳累、精神刺激、感染等诱因诱发或加重症状。临床表现与病变范围、临床分型及病期等有关。

1. 消化系统表现

(1) 腹泻和黏液脓血便:见于绝大多数患者。腹泻主要与炎症导致大肠黏膜对水钠吸收障碍及结肠运动功能失常有关,粪便中的黏液脓血则为炎症渗出、黏膜糜烂及溃疡所致。黏液脓血便是本病活动期的重要表现。大便次数及便血的程度反映病情轻重,轻者每日排便2~4次,便血轻或无;重者每日可达10次以上,脓血显见,甚至大量便血。粪质亦与病情轻重有关,多数为糊状,重可至稀水样。病变限于直肠或累及乙状结肠患者,除可有便频、便血外,偶尔反有便秘,这是病变引起直肠排空功能障碍所致。

(2) 腹痛:轻型患者可无腹痛或仅有腹部不适。一般诉有轻度至中度腹痛,多为左下腹或下腹的阵痛,亦可涉及全腹。有疼痛便意和便后缓解的规律,常有里急后重。若并发中毒性巨结肠或炎症波及腹膜,有持续性剧烈腹痛。

(3) 其他症状:可有腹胀,严重病例有食欲不振、恶心、呕吐等。

2. 全身表现

（1）发热：一般出现在中、重型患者。中、重型患者活动期常有低度至中度发热，高热多提示合并症或见于急性暴发型。

（2）营养不良：重症或病情持续活动可出现衰弱、消瘦、贫血、低蛋白血症、水与电解质平衡紊乱等表现。

3. 肠镜下表现

内镜检查是溃疡性结肠炎诊断的金标准，能有效地观察疾病的整体进程。轻度溃疡性结肠炎的结肠镜检查结果包括水肿、融合性红斑和血管纹理丢失，通常累及直肠。中度溃疡性结肠炎以黏膜炎症、出血和微脓肿为特征，并且病变由直肠向近端延伸。重度溃疡性结肠炎可发现穿透肠壁的深溃疡、假性息肉形成、明显的脓肿、黏膜变薄和增厚、管腔狭窄和黏膜桥接等。结肠镜下的深溃疡预示着预后更差和手术风险更高。重度溃疡性结肠炎患者进行内镜检查需慎重，尽管有研究报道它是安全的，但普遍认为对重度溃疡性结肠炎患者的内镜检查会增加穿孔的风险。

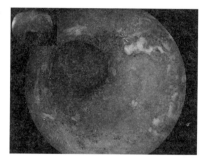

溃疡性结肠炎

四、病因病机

中医学认为本病多因外感时邪、饮食不节（洁）、情志内伤、素体脾肾不足所致。溃疡性结肠炎多在夏秋季节发病，此时炎暑流行，湿热当令，外感湿热可使脾胃呆滞，运化失常，致大肠传导失司，气血阻滞，热毒壅盛，湿热搏结于大肠，肉腐成脓而发病；过度饮酒、过食辛辣肥甘、生冷不洁食物，致脾失健运，痰浊流注凝滞于肠腑脂膜而发病；情志不遂，肝气郁结导致中焦气化失司，脾虚不能运化水谷，肺失宣降通达，肺气郁闭，肺与大肠相表里，肠道传导失司，以致水湿内停，日久化热，湿热蕴结，阻滞肠道，肠络瘀滞，血败肉腐，而致发病；"胎元之本，精气之受之于父母事也"，有父母罹患本病者，其体内邪气留滞，毒邪可通过胞胎孕育传于下一代，所谓"先天胎毒"是也，亦可导致发病。

本病病位在大肠，基本病理因素有气滞、湿热、血瘀、痰浊等，涉及脾、肝、肾、肺诸脏。湿热蕴肠，气滞络瘀为基本病机，脾虚失健为主要发病基础，饮食不调常是主要发病诱因。本病多为本虚标实之证，活动期以标实为主，主要为湿热蕴肠，气血不调；缓解期以本虚为主，主要为正虚邪恋，运化失健，且本虚多呈脾虚，亦有兼肾虚者。

不同症状的病机侧重点有所不同，以脓血便为主者的病机重点是湿热蕴肠，脂膜血络受伤。以泄泻为主者分别虚实，实证为湿热蕴肠，大肠传导失司；虚证为脾虚湿盛，运化失健。以便血为主者，实证为湿热蕴肠，损伤肠络，络损血溢；虚证为湿热伤阴，虚火内炽，灼伤肠络，两者的病机关键是均有瘀热阻络，迫血妄行。腹痛实证的主要病机是湿热蕴肠，气血不调，肠络阻滞，不通则痛；虚证为土虚木旺，肝脾失调，虚风内扰，肠络失和。

五、辨证论治

1. 大肠湿热证

【治法】清热燥湿，调气行血。

【方剂】芍药汤（《素问病机气宜保命集》）。

【常用药】芍药、黄芩、黄连、大黄、槟榔、当归、木香、肉桂、甘草等。

2. 脾气虚弱证

【治法】健脾益气，化湿止泻。

【方剂】参苓白术散（《太平惠民和剂局方》）。

【常用药】人参、茯苓、白术、桔梗、山药、白扁豆、砂仁、薏苡仁、莲子肉、甘草等。

3. 脾肾阳虚证

【治法】温阳祛寒，健脾补肾。

【方剂】理中汤合四神丸。

【常用药】党参、炮姜、炒白术、炙甘草、补骨脂、肉豆蔻、吴茱萸、五味子等。

4. 肝郁脾虚证

【治法】疏肝理气，补脾健运。

【方剂】痛泻要方（《景岳全书》）加减。

【常用药】白术、白芍、防风、陈皮。

5. 寒热错杂证

【治法】温阳健脾，清热燥湿。

【方剂】乌梅丸（《伤寒论》）。

【常用药】乌梅肉、黄连、黄柏、人参、当归、附子、桂枝、川椒、干姜、细辛等。

6. 热毒炽盛证

【治法】清热解毒，凉血止痢。

【方剂】白头翁汤（《伤寒论》）。

【常用药】白头翁、黄连、黄柏、秦皮等。

7. 阴血亏虚证

【治法】滋阴清肠,养血宁络。

【方剂】驻车丸(《外台秘要》引《延年秘录》)。

【常用药】黄连、干姜、当归、阿胶等。

六、健康教育

(1)饮食与营养应能提供足够的热量及必需的营养成分,注意补充多种维生素,如钙、镁、锌等元素。选择少渣、柔软、易消化食物,少量多餐。

(2)急性发作期或暴发型病例应给予无渣半流饮食,避免冷饮及其他刺激性食物。有牛奶过敏史的患者应禁食乳制品。

(3)贫血或营养不良者应注意补充铁剂、叶酸等,纠正贫血,贫血严重者可输血,低蛋白血症可输血清白蛋白。

(4)严重脱水、极度消瘦伴营养不良者、严重腹泻者、手术前后的患者、肠梗阻、大面积肠切除者,病情重且伴毒血症、低蛋白血症者,应给予全肠道外营养治疗,改善全身情况,恢复正氮平衡。

七、食疗

宜多进食温、软、易消化的食物;宜食用高热量和高蛋白食物;宜高维生素饮食。

健脾止泻糕

【材料】鲜山药250克，赤小豆150克，芡实30克，白扁豆20克，茯苓20克，乌梅4枚，果料及白糖适量。乌梅、白糖熬成脓汁，浇在蒸熟的糕上即可。

【做法】赤小豆成豆沙加适量白糖、茯苓、白扁豆、芡实共研成细末，加少量水蒸熟，鲜山药去皮蒸熟加入上粉、拌匀成泥状，在盘中一层鲜山药粉末泥、一层豆沙，约6～7层，上锅再蒸。

【作用】赤小豆性平，味甘、酸，具有利水消肿；茯苓性平，味甘、淡，归心、肺、脾、肾经，是我国传统药材中非常重要的健脾利湿中药材；山药性味甘、平，归于脾、肺、肾，含有丰富的淀粉酶、多酚氧化酶等物质，该物质有健脾益胃、补肾的功效，通常用于治疗脾胃虚弱、腹泻；乌梅味酸、微涩，性平。归肝、脾、肺、胃、大肠经。质润敛涩，能涩肠生津；芡实、扁豆同用健脾利湿。

【适应证】溃疡性结肠炎，长期大便次数增多、不成形，腹胀胃口欠佳。

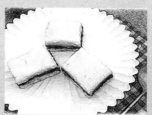

【注意点及禁忌证】①所有药物、食物应至正规药物、食材销售地点购买。②此品淀粉含量较高，糖尿病患者注意食用量。

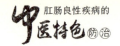

金银花红糖茶

【材料】金银花30克，红糖适量。

【做法】将以上两种材料泡水饮用。

【作用】金银花具有消肿解毒、解毒止痢、抗菌的作用，对于肠道炎症感染，可以通过金银花进行泡茶饮或者是熬糖的方法进行治疗。

【适应证】慢性肠炎，腹痛腹泻，便时伴有脓血，肛门灼热。

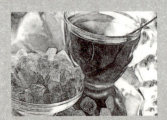

【注意点及禁忌证】①所有药物、食物应至正规药物、食材销售地点购买。②金银花性凉，孕妇、体质虚弱者忌服。

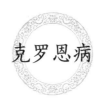

克罗恩病

一、定义

克罗恩病是一种病因尚不十分清楚的胃肠道慢性炎性肉芽肿性疾病,该病由感染因素、环境因素、遗传因素、免疫因素等多种因素共同作用所致。病变多见于回肠末端和邻近结肠,呈节段性分布。

二、中医病名溯源

克罗恩病属中医学的"腹痛""腹泻""肠结""积聚"等病范畴。《素问·举痛论》曰:"寒气客于肠胃之间,膜原之下,血不得散,小络急引,故痛……寒邪客于小肠,小肠不得成聚,故后泄腹痛矣。"中医认为本病由素体虚弱,感受外邪,饮食所伤,情致失调导致脾胃功能障碍,气机阻滞,气滞血瘀而致腹痛、腹泻、积聚等证。湿阻肠道是本病的基本病机,由于湿阻气机,腑气不通,先有气滞后有阻络,久则瘀结,若湿热蕴结,入于营血,盘踞肠壁,酿成脓毒,形成热毒伤肠,病情迁延反复发作,耗伤脾气,终致脾气下陷。其病情总以湿浊阻滞之实证为主,日久因实致虚,而成虚实夹杂之变。实则不外湿毒、瘀,虚则为脾肾气虚、阳虚等。其治疗不外泻实与补虚同用,泻实重在祛湿浊、活血化瘀,补虚宜着重健脾益肾。

三、临床表现

克罗恩病是慢性肉芽炎症性疾病，是一种免疫功能紊乱引发的疾病。由环境、遗传、感染等多种因素共同作用。其病变可发生于胃肠道的任意部位，患者肠道炎症反复发作，甚至出现肠道溃疡及全身症状，严重影响患者的工作和生活，使得患者生存质量大大降低。克罗恩病起病隐匿，初起症状不明显，可延误诊治；少数起病急骤，易误诊为急性阑尾炎、肠梗阻等。其病程长短不一，有患者发病后经治痊愈，不再复发；有患者病程可达数年或数十年，症状持续存在，经久不愈或复发与缓解交替出现。随炎症病变的进展，最终可导致肠管纤维化，肠腔狭窄、梗阻或穿透肠壁形成瘘管或侵入附近脏器、组织。

1. 腹痛

腹痛为最常见的症状。多位于右下腹或脐周，呈间歇性发作，常为痉挛性阵痛伴腹鸣，常于进餐后加重，排便或肛门排气后缓解。腹痛的发生可能与进餐引起胃肠反射或肠内容物通过炎症、狭窄肠段，引起局部肠痉挛有关。体检常有腹部压痛，部位多在右下腹。腹痛亦可由部分或完全性肠梗阻引起，此时伴有肠梗阻症状。出现持续性腹痛和明显压痛，提示炎症波及腹膜或腹腔内脓肿形成。全腹剧痛和腹肌紧张，提示病变肠段急性穿孔。

2. 腹泻

亦为本病常见症状，主要由病变肠段炎症渗出、蠕动增加及继发性吸收不良引起。腹泻先是间歇发作，病程后期可转为持续性。粪便多为糊状，一般无脓血和黏液。病变涉及下段结肠或肛门直肠者，可有黏液血便及里急后重。

3. 发热

为常见的全身表现之一，与肠道炎症活动及继发感染有关。间歇性低热或中度热常见，少数呈弛张高热伴毒血症。少数患者以发热为主要症状，甚至较长时间不明原因发热之后才出现消化道症状。

4. 内镜下表现

肠镜：早期黏膜改变包括阿弗他溃疡、糜烂和锯齿状溃疡，呈跳跃性分布；随着全层炎症周期的延长，这些溃疡区域逐渐扩大、合并形成鹅卵石样的溃疡。食管胃十二指肠镜检查：可发现溃疡、瘘管和狭窄。

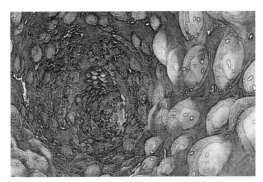

克罗恩病肠道表现

四、病因病机

克罗恩病多由饮食不节，感受外邪，情志不畅，以及久病体虚所致，湿邪内蕴、气血壅滞、脾肾亏虚是病机关键，本虚标实、虚实夹杂是共同特点，本虚责之于脾肾气虚或阳虚，标实责之于湿热壅滞、肝气郁结或气滞血瘀。

五、辨证论治

1. 湿热内蕴证

【治法】清热利湿，止泻导滞。

【方剂】白头翁汤，香连丸合白头翁汤或芍药汤。

【常用药】芍药、当归、黄连、槟榔、木香、甘草（炒）、大黄、黄芩、官桂。

2. 脾虚湿盛证

【治法】健脾益气，化湿助运。

【方剂】参苓白术散。

【常用药】莲子肉、薏苡仁、缩砂仁、桔梗、白扁豆、白茯苓、人参、甘草、白术、山药。

3. 寒热错杂证

【治法】温中补虚，清热化湿。

【方剂】乌梅丸加减。

【常用药】乌梅、细辛、制附子、桂枝、人参、黄柏、干姜、黄连、当归、川椒（炒）。

4. 肝郁脾虚证

【治法】调和肝脾，祛浊畅肠。

【方剂】痛泻要方，其次用痛泻要方合四逆散或柴胡疏肝散。

【常用药】白术、白芍、防风、陈皮。

5. 脾肾阳虚证

【治法】温补脾肾，收涩固脱。

【方剂】附子理中汤或四神丸或真人养脏汤。

【常用药】大附子（炮，去皮、脐）、人参、干姜（炮）、甘草（炙）、白术。

6. 血瘀阻络证

【治法】活血化瘀，理肠通络。

【方剂】加味白头翁汤合桃花汤。

【常用药】白头翁、黄柏、黄连、秦皮。

六、健康教育

（1）精神压力能影响克罗恩病或其他任何慢性病的症状，因此应保持积极向上的心态，适当进行减压运动，多与家人、朋友沟通。

（2）吸烟是克罗恩病的重要危险因素之一，同时影响着疾病过程。吸烟者病情程度较严重、并发症多，且容易复发，要注意戒烟，患者戒烟后能够明显改善全身状况，降低复发率。

七、食疗

克罗恩病患者在营养均衡的前提下，宜规律饮食，勿过饥过饱，勿食生冷、刺激、油腻及高热量之品，养成清淡、易消化的饮食习惯。

减少摄入油腻或油炸等高脂食物，尽量避免高糖、含人工添加剂较多、辛辣、刺激和不利于整体健康的食物，如腌制品等。可进食健益脾胃的食物，如淮山药、茯苓、冬瓜、马铃薯等。常吃水溶性膳食纤维对患者有许多益处，如苹果、香蕉、豌豆、南瓜等，通过减慢粪便通过肠道的速度来减少腹泻次数，增加营养吸收的时间。

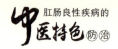

胡萝卜汁

【材料】胡萝卜2只。

【做法】胡萝卜洗净切丁,放入豆浆机中,加入适量清水,打汁滤渣,即可饮用。

【作用】胡萝卜中的胡萝卜素、维生素B2、叶酸等成分,有预防癌症,能补充肠炎带来的维生素B12缺乏症;胡萝卜汁能促进消化,健脾。

【适应证】克罗恩病,肛门下坠,便意频频,大便不成形,劳累受寒后症状易加重者。

【注意点及禁忌证】①所有药物、食物应至正规药物、食材销售地点购买。②酒与胡萝卜不宜同食,会造成大量胡萝卜素与酒精一同进入人体,而在肝脏中产生毒素,导致肝病。③萝卜主泻、胡萝卜主补,所以两者最好不要同食。

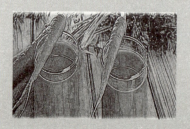

特色 治疗

下篇
PART TWO

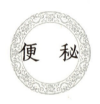

便秘

一、概述

便秘是指大便干结不通,排便次数减少、排便困难,排便乏力,排便不尽感,一周内排便次数<3次。

正常人食物从摄入,经消化、吸收、形成粪便到排出体外一般需要24~48小时,若大便间隔时间>48小时,可视为便秘。但由于个人生活饮食习惯不同,也存在2~3天排1次大便,甚至4~5天排便。只要排便通畅,无痛苦,则不视为便秘。当排便时间延长,伴大便燥结、排出困难、便后不适感、腹部胀痛,甚至头晕乏力等痛苦症状时,才称为便秘。

慢性便秘是指病程至少大于6个月,慢性便秘在自然人群中的发病率为4%~5%,男女比例为1:3,发病率随年龄增长而升高。便秘患者女性多于男性,老年多于青、壮年。常表现为便意少,排便次数减少,排便困难,排便不尽感,排便堵塞感,伴腹部胀痛。部分患者伴有失眠、烦躁、抑郁、焦虑等症状。

二、分类

1. 器质性便秘

指大肠发生了器质性病变,如肿瘤引起的便秘,多有粪便形状的改变,粪便变细变扁,带有血液或者黏液。如肠扭转或者肠套叠引起的便秘，会有腹痛、突然便秘不通、呕吐等症状。

2. 慢性功能性便秘

指大肠没有器质性病变，由于患者个人饮食起居过度紧张，生活不规律等引起的排便障碍；或者老年人年老体衰，气血不足等引起的排便障碍。按病理生理学机制，功能性便秘又分为结肠慢传输型便秘、出口梗阻型便秘、混合型便秘。结肠慢传输型便秘，即结肠运输能力减弱、减慢引起的便秘，以老年和年轻女性多见，表现为排便次数减少，每2~3天或更长时间排便一次，常伴有腹部膨胀和不适感。出口梗阻型便秘的主要疾病包括直肠前突、直肠黏膜内脱垂、耻骨直肠肌综合征、盆底痉挛综合征等。混合型便秘同时具有以上两种的临床特点。

三、检查

1. 直肠指检

能发现患者肛门括约肌松弛、肛门紧缩、直肠狭窄等。

2. 电子结肠镜检查

排除肠道内有实质性病变（如肿瘤、息肉等）。

四、病因病机

1. 肠胃积热

素体阳盛，或热病之后，余热留恋；或肺内燥热，下移大肠；或喜食辛辣等导致大便干结或不畅，腹部胀痛，按之作痛，口干或口臭。

2. 气机郁滞

忧愁思虑、脾伤气结、肝郁气滞、气机不畅均可导致腑气不通、传导失司，致使排便不畅。

3. 阴寒积滞

恣食生冷，或过食生冷寒凉、阴寒内结均可导致阴寒内盛、凝滞胃肠、传导失常而形成"冷秘"。

4. 气虚阳衰

饮食劳倦，脾胃受损，或阳气不足，或年老体弱，气虚阳衰，导致大便秘结、如厕乏力，气短，面色㿠白，神疲乏力。

5. 阴亏血少

素体阴虚，津亏血少，或久病产后，阴血亏虚，失血夺汗，年高体弱，阴血亏虚，导致肠道失润、大便干结、便下困难而成便秘。

五、针灸常见穴位治疗

慢性便秘宜先行非手术治疗，如多食富含膳食纤维的食物，养成良好的排便习惯，必要时辅助使用排便药物、灌肠等。针灸按摩保健治疗是针对慢性便秘中医的独特的治疗方法。

1. 基本治疗

【治法】调理肠胃、行滞通便。

【处方】天枢、大肠俞、支沟、上巨虚、足三里、归来。

【配穴】热秘加合谷、内庭；气秘加中脘、太冲；气虚加脾俞、气海；血虚加足三里、三阴交；阳虚加灸神阙、关元。

2. 穴位定位

（1）天枢（大肠募穴）：仰卧，在腹中部，距脐中2寸（图1）。

【操作】直刺0.8～1.2寸，可灸15～20分钟，可按摩10～15分钟（在具体按揉时，可以采用大拇指按揉的方法，力度稍大，以产生酸胀感为佳）。

【主治】腹痛便秘、腹泻、痛经、月经不调、疝气等。

（2）大肠俞（背俞穴）：俯卧位，当第4腰椎棘突下，旁开1.5寸，约与髂嵴高点相平（图2）。

【操作】直刺0.8～1.0寸，可灸15～20分钟，可按摩10～15分钟（以产生酸胀感为佳）。

【主治】腹痛腹胀、便秘、腹痛腹泻、腰疼、脱肛、坐骨神经痛等。

（3）支沟（经穴）：在前臂背侧，当阳池与肘尖的连线上，腕背横纹上3寸，尺骨与桡骨之间（图3）。

【操作】直刺0.5～1寸，可灸。可按揉10～15分钟（以产生酸胀感为佳）。

【主治】便秘、暴喑、耳聋、耳鸣、肩背酸痛、呕吐、热病等。

（4）上巨虚（大肠下合穴）：仰卧伸下肢，或正坐屈膝，在小腿前外侧，当犊鼻下6寸，距胫骨前缘一横指（中指）（图4）。

【操作】直刺0.5～1.2寸。可用大拇指按压，酸胀感为度，时间10～15分钟。

【主治】便秘、肠鸣、腹痛、泄泻、肠痈、下肢痿痹等。

（5）足三里（合穴）：仰卧伸下肢，或正坐屈膝。在小腿前外侧，当犊鼻下3寸，距胫骨前缘一横指（图5）。

【操作】直刺0.5～1.5寸，可灸；可按揉10～15分钟（以产生酸胀感为佳）。

【主治】便秘、腹痛腹胀、胃痛、呕吐、泄泻、痢疾、下肢痹痛、水肿、癫狂、脚气、虚劳疾病等。

（6）归来：仰卧，在下腹部，当脐中下4寸，距前正中线2寸（图6）。

【操作】直刺0.8～1.2寸，可灸；可按揉10～15分钟（以产生酸胀感为佳）。

【主治】小腹疼痛、疝气、月经不调、经闭、子宫脱垂等。

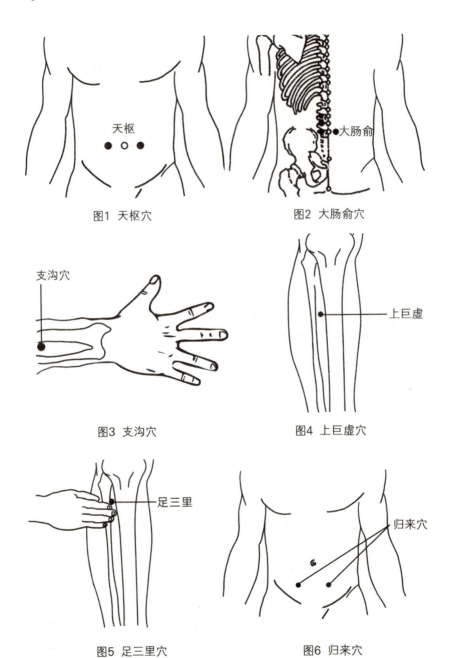

图1 天枢穴

图2 大肠俞穴

图3 支沟穴

图4 上巨虚穴

图5 足三里穴

图6 归来穴

3. 配穴规律

天枢为大肠募穴，大肠俞为大肠的背俞穴，体现的是俞募配伍；天枢作为大肠募穴，是气机升降的关键部位，能通调腑气；大肠俞作为大肠背俞穴，有泄热通便、行气通滞的作用；而上巨虚为下合穴，鉴于"治腑者治其合"，所以便秘取之；上巨虚位置在下，天枢位置在上，又体现了上下配伍。支沟为手三阳三焦经的经穴，《灵枢·九针十二原》记载："所出为井，所溜为荥，所注为输，所行为经，所入为合"，"经"意为水流宽大通畅，能通调三焦气机，为治疗便秘的特效穴。足三里为足阳明胃经的合穴，"合治内腑"，可以治疗腑病；足三里有"肚腹三里留"之称，又是强壮保健穴，各种虚损性疾病均可取之。归来为调经要穴，主治妇科疾病、小腹胀痛、便秘，配太冲穴能疏肝理气，治疗气秘。

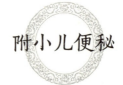

附 小儿便秘

一、概述

小儿便秘是指小儿排便困难,排便次数减少,排便时间延长,大便干结,秘结不通,当粪便在结肠内停留时间过长,水分被吸收,导致粪便干燥,有便意但排便困难。由于小儿喂养不当,如喜食油炸厚味、含纤维素类食物过少、饮水量太少都能导致便秘。另外,可继发于肠道器质性疾病,如肠道畸形等,或患儿有肛周感染、营养不良等情况。小儿便秘可以分为实秘与虚秘。

二、病因

1. 饮食不节

食物过饱,气滞不行郁久化热,或因过食辛热厚味,以致胃肠积热,耗损津液,腑气不通,大肠传导失职。

2. 气血不足

素体虚弱或久病之后,气血不足,气虚则大肠传送无力,血虚则津液无以滋润大肠,肠道干涩。

三、临床表现

1. 实秘

大便干结,腹部胀痛,脸红发热,口臭伴有心烦,口干,不思乳食,小便短赤，苔黄腻。

2. 虚秘

面色㿠白，指甲无华。排便乏力，小便清长，腹部怕冷，喜热恶冷，四肢欠温。舌淡，苔薄。

四、治疗

小儿便秘可通过饮食调节，补充足量水分和小儿推拿治疗等方式缓解，下面为大家介绍几种常用小儿推拿手法。

1. 治则

导滞通闭。

2. 推拿方法

（1）揉中脘：用手掌大鱼际、中指指端或者掌根部着力，在小儿脐上4寸处作揉法，约3分钟（图1）。

（2）揉天枢：用示指、中指端或者掌根着力，揉脐旁2寸天枢穴部，3～5分钟（图2）。

（3）摩腹：用手掌掌面或示、中、环指指面着力，在小儿脐周腹部作顺时针摩腹（摩腹时掌面与腹部接触要有一定的力度），约100次（图3）。

（4）揉龟尾（相当于成人的长强穴）：用拇指端或中指端着力，在小儿尾椎骨端龟尾穴作揉法，约100次（图4）。

（5）推下七节骨：用拇指或示指、中两指螺纹面着力，自小儿命门穴向下直推至尾椎骨端，约100次（图5）。

（6）捏脊（大椎至长强成一直线）：用拇、示、中三指拈捏，或者拇指与示指中节拿捏称捏脊。捏脊一般自下而上捏3遍，捏第4遍的时每捏三下将背部皮肤提一下，称为"捏三提一法。"在捏脊前要先放松背部肌肉，在背部先按揉，或轻轻抚摸背部，不可一上来就捏脊（图6）。

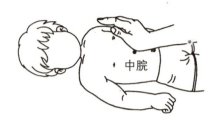

图1 揉中脘

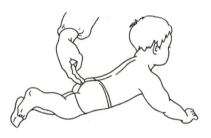

图2 揉天枢

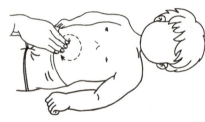

图3 摩腹

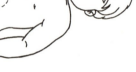

图4 揉龟尾

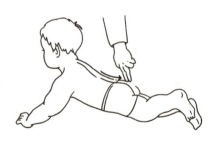

图5 推下七节骨

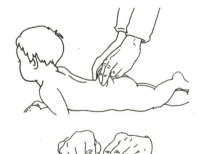

图6 捏脊

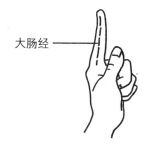
图7 清大肠

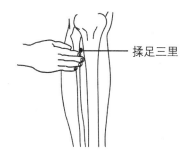
图8 揉足三里

（7）清大肠（示指桡侧缘，自示指尖至虎口成一直线）：操作时由虎口推向示指尖，约100次（图7）。

（8）揉足三里：用拇指螺纹面着力，揉外膝眼下，胫骨旁开1.5寸处，约50次（图8）。

五、食疗保健

1. 饮食调理

（1）铁棍山药（焦作）是一种很好的补脾胃的药食同源的食材，可熬粥，或可单独蒸熟吃。

（2）小米大枣花生粥补气血润燥，是很好的食疗粥。

（3）多摄入富含纤维素蔬菜，绿色蔬菜必须保证，一天300克左右。

（4）水的摄入1000毫升左右（根据个人体质不同调整）。

（5）适当的摄入水果。

（6）在日常生活中注意饮食多样化，饮食多样化能有利于保证肠道适宜pH，有利于完善肠道菌群，改善肠道健康。

2. 其他

（1）注意养成小儿良好的排便习惯。

（2）小儿每天适当户外运动。

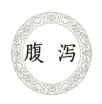

腹 泻

一、概述

正常成年人每天排便1次,成形,呈黄褐色,也有些人每日排便2～3次,只要无脓血、无腹痛,仍属于正常。腹泻是肠道疾病最常见的症状,指大便次数明显增多(＞3次/日),粪便量增加(＞200g/日),粪质稀薄(含水量＞85%),含脓血、不消化的食物残渣、黏液等;排便时伴腹痛、下坠感、里急后重等。根据病程分为急性腹泻和慢性腹泻,急性腹泻发病急,病程时间较短,大多是感染所致。腹泻超过3～6周或反复发作,即为慢性腹泻,可为感染性或者非感染性。

腹泻亦称"泄泻",传统医学将大便溏薄称泄,大便如水称泻;泄泻多见于西医的急慢性肠炎、肠易激综合征、溃疡性结肠炎、克罗恩病、胃肠功能紊乱、过敏性肠病、肠结核等。

二、病因

1. 感染

各种细菌、病毒、真菌、原虫等引起。

2. 吸收不良

小肠对脂肪、蛋白质等吸收不良引起的腹泻,特点是粪便呈淡黄或灰色,油腻糊样,气味恶臭,形成脂肪泻、乳糜泻。

3. 肠炎或胃肠道肿瘤

溃疡性结肠炎、克罗恩病、肠易激综合征、结肠直肠癌等。

4. 中毒

包括化学物质（如砷、汞、磷、酒精等）中毒，个别抗生素（如四环素、金霉素、红霉素）等药物不良反应等引起的腹泻。

5. 内分泌紊乱

如甲状腺功能亢进、慢性肾上腺皮质功能减退等会引起腹泻。

三、临床分类及症状

1. 急性腹泻

起病急，有不洁饮食史，病程在2～3周之内，可分为水样泻和痢疾泻。前者粪便不含血或脓，可不伴有里急后重，腹痛较轻微。痢疾泻伴有脓血便，大便次数多，一日数次或者数十次，伴腹部绞痛及里急后重。感染性腹泻常伴有腹痛、恶心、呕吐及发热等。

2. 慢性腹泻

大便次数增多，每日排便在3次以上，便稀或者不成形，时伴有脓血、黏液、脓血，持续2月以上，或者间歇期在2～4周内的复发性腹泻。

四、检查

1. 肛门直肠指诊

直肠内如触及坚硬不移肿块，伴指套染脓血、色暗红的，多考虑直肠癌。有质软肿块，考虑内痔；有瘘管时要考虑克罗恩病、溃疡性结肠炎等

2. 粪常规检查

有无脓血、黏液、食物残渣。粪便致病菌培养对明确诊断非常重要，如细菌性腹泻，经培养后可发现痢疾杆菌、结核杆菌、金黄色葡萄球

菌等；而炎症性肠病导致的腹泻则不能培养出致病菌。

3. 结肠镜检查

必要时做结肠镜检查。

4. 吸收不良检查

粪便脂肪定量测定；葡萄糖负荷试验；脂肪平衡试验等。

五、鉴别诊断

腹泻是一种常见的消化系统疾病，但很多疾病均会引起腹泻，若出现腹泻症状可及时去医院明确诊断，进行正规的治疗。

1. 急性感染性食物中毒

急性腹泻伴发热、恶心、呕吐、腹痛等。

2. 细菌性痢疾

腹痛腹泻、脓血便、里急后重。

3. 克罗恩病

一种免疫功能紊乱导致的疾病，常伴腹痛、腹泻、发热。

4. 溃疡性结肠炎

持续或者反复的腹泻、黏液脓血便，伴腹痛、里急后重和不同程度全身症状。

5. 肠易激综合征

有腹泻及便秘交替发作，多受情绪因素变化。粪便多有黏液，但无脓血，结肠镜检查无器质性改变。

6. 阿米巴肠病

有流行病病史，果酱样大便。病原体为阿米巴虫。

部分疾病临床症状相似，主要以临床化验证据及相关专业检查作为诊断依据。

六、治疗

对于腹泻可通过针刺和艾灸进行整体调节治疗。

1. 急性泄泻

【治法】除湿导滞，通调腑气。以足阳明、足太阴经穴为主。

【处方】天枢、水分、上巨虚、阴陵泉、足三里。

【配穴】寒湿加神阙；湿热加内庭；食滞加中脘。

【操作】神阙用隔姜灸法。

【配穴规律】方义天枢为大肠募穴，可调理肠胃气机。上巨虚为大肠下合穴，可运化湿滞，取"合治内腑"之意。阴陵泉可健脾化湿。水分利小便而实大便。

（1）天枢（大肠募穴）：仰卧，在腹中部，距脐中2寸（图1）。

【操作】直刺0.8～1.2寸，可灸15～20分钟，可按摩10～15分钟（在具体按揉时，可以采用大拇指按揉的方法，力度稍大，以产生酸胀感为佳）。

【主治】腹痛便秘、腹泻、痛经、月经不调、疝气等。

（2）水分：在上腹部，前正中线上，当脐中上1寸（图2）。

【操作】直刺1.0～1.2寸，可艾灸，离皮肤3～5cm，做温和灸，持续15～20分钟，到皮肤发红发热，时有温热向腰背部传导效果更佳。

【主治】腹痛腹泻、痛经、月经不调、疝气等。

（3）上巨虚（大肠下合穴）：仰卧伸下肢，或正坐屈膝；在小腿前外侧，当犊鼻下6寸，距胫骨前缘一横指（中指）（图3）。

【操作】直刺0.5～1.2寸，可用大拇指按压，酸胀感为度，时间10～15分钟。

【主治】便秘、肠鸣、腹痛、泄泻、肠痈、下肢痿痹等。

（4）阴陵泉：在小腿内侧，当胫骨内侧踝后下方凹陷处（图4）。

【操作】直刺1~2寸，可用大拇指按压，酸胀感为度，时间10~15分钟。

【主治】腹胀、腹泻、水肿、黄疸；小便不利、遗尿、尿失禁；阴部痛、痛经、遗精；膝痛。

（5）足三里（合穴）：仰卧伸下肢，或正坐屈膝。在小腿前外侧，当犊鼻下3寸，距胫骨前缘一横指（图5）。

【操作】直刺0.5~1.5寸，可按揉10~15分钟（以产生酸胀感为佳）。

【主治】便秘、腹痛腹胀、胃痛、呕吐、泄泻、痢疾、下肢痹痛、水肿、癫狂、脚气、虚劳疾病等。

2. 慢性泄泻

【治法】健脾温肾，固本止泻。以任脉及足阳明、足太阴经穴为主。

【处方】神阙、天枢、中脘、足三里、公孙、关元。

【配穴】脾虚加脾俞、太白、三阴交；肝郁加肝俞、期门、太冲；肾阳虚加肾俞、命门、大肠俞。

【操作】神阙用灸法；天枢用平补平泻法；足三里、公孙用补法。

【配穴规律】灸神阙可温补元阳，固本止泻。天枢为大肠募穴，能调理肠胃气机。足三里、公孙健脾益胃。

（1）神阙：在脐中部，脐中央（图6）。

【操作】禁刺；宜灸，在家可手持艾条灸（注意不要烫伤）。

【主治】泻痢、腹痛、脱肛、痢疾等。

（2）中脘：在上腹部，前正中线上，脐上4寸处（图7）。

【操作】直刺1~1.5寸；可灸。

【主治】胃痛、腹痛、腹胀、肠鸣、泄泻、便秘等。

（3）公孙：位于足内侧缘，当第1跖骨基底的前下方，赤白肉际处(图8)。

【操作】直刺0.5～1寸;可按揉10～15分钟(以产生酸胀感为佳)。

【主治】胃痛、呕吐、腹痛、泄泻、痢疾、腹胀、食不化、脚气等。

(4)关元:在下腹部,前正中线上,当脐下3寸(图9)。

【操作】直刺1～1.5寸,针前排尿,孕妇慎用。可灸。

【主治】小腹疼痛、霍乱吐泻、疝气、遗精、阳痿、早泄、白浊、尿闭、尿频。

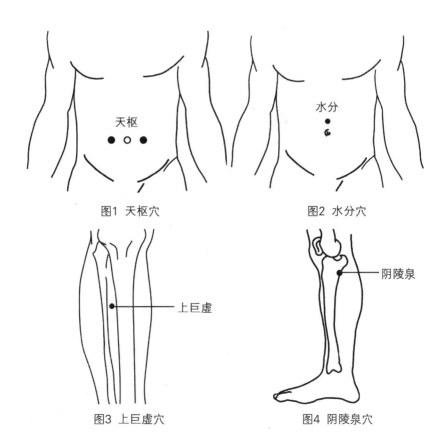

图1 天枢穴　　　　　　图2 水分穴

图3 上巨虚穴　　　　　图4 阴陵泉穴

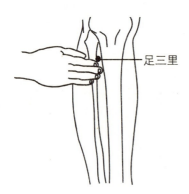

图5 足三里穴

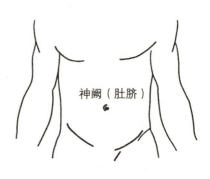

图6 神阙穴

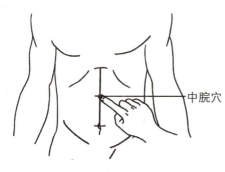

图7 中脘穴

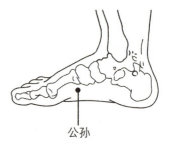

图8 公孙穴

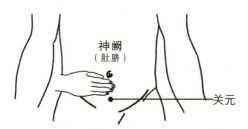

图9 关元穴

附 小儿腹泻

一、定义

小儿腹泻是指粪便清薄,甚至稀薄如水样,每日大便次数增多的一种症状,多发于夏秋季节,尤以2岁以下的小儿易发。

小儿腹泻是多病原感染、多因素引起的以大便形状改变或大便次数增多为特点的消化道综合征。

由于婴幼儿消化系统发育不够成熟,胃内消化酶分泌较少,酶的活力低等特点,因喂养不当,导致肠道内受致病性大肠杆菌或病毒等引起的感染,均可引起腹泻,甚者可造成水、电解质紊乱,引起脱水、酸中毒等危症。所以小儿腹泻后要及时到正规医院就诊,避免发生脱水、电解质紊乱等延误病情。如治疗不及时或治疗不当,则可造成阴液结竭,阴阳两伤,甚至危及生命;久泻迁延不愈,则严重影响小儿的营养、生长和发育。

二、病因

1. 感受外邪

小儿脏腑娇嫩,暑热、寒湿等均能引起脾胃功能失常,造成腹泻。

2. 内伤乳食

因饮食不节(洁),脾胃运化失职,不能腐熟水谷而腹泻。《皇帝内经》认为"饮食自倍,脾胃乃伤"。

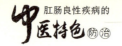

3. 脾胃虚弱

若小儿先天禀赋不足，后天失养，或大病之后，而使脾胃虚弱，脾失健运，清浊不分，形成腹泻。

4. 脾肾阳虚

脾虚及肾，可致肾阳虚衰，命门火衰，不能温煦脾土；脾阳不足，脾胃运化失常而腹泻。

三、临床表现

1. 寒湿泻

大便清稀，泡沫多，色淡，不臭，腹痛，小便清长，苔白。

2. 湿热泻

大便泻下稀薄，急迫暴注，色黄褐，味臭，苔黄腻。

3. 伤食泻

大便量多，稀薄，杂有残渣，气味酸臭，腹胀满拒按，常伴呕吐，失气，泻前哭闹，泻后缓解。

4. 脾虚泻

久泻不愈，大便水样，次数频多，食入即泻，色淡，时轻时重，面色萎黄。

5. 脾肾阳虚泻

大便水样，大便次数多，五更泄泻，完谷不化，面黄肌瘦，肢软无力，四肢厥冷。

四、治疗

小儿腹泻可通过小儿推拿改善症状，若大便稀薄，患儿乏力，少神，及时医院就诊。若为寒湿性腹泻、脾虚泄泻、脾肾阳虚，艾灸疗效较佳。

下面介绍安全又有效的几种小儿推拿手法。

1. 治则

健脾利湿止泻。

2. 推拿方法

（1）补脾经：用拇指螺纹面着力，在小儿拇指螺纹面作直推，约300次（图1）。

（2）补大肠：用拇指螺纹面着力，在小儿示指桡侧缘自指尖向虎口处直推，约100次（图2）。

（3）清小肠：用拇指螺纹面着力，在小儿小指尺侧缘自指根向指尖直推，约100次（图3）。

（4）摩腹：用手掌掌面或示、中、环指螺纹面在小儿的腹部作逆时针摩法，约5分钟（图4）。

（5）揉脐：用掌根或中指端着力，在小儿的脐部作揉法，约5分钟（图5）。

（6）揉龟尾：用拇指端或中指端着力，于小儿龟尾穴作揉法，约100次（图6）。

（7）推上七节骨：用拇指或示、中两指螺纹面着力，自小儿尾椎骨端向命门穴直推，约100次（图7）。

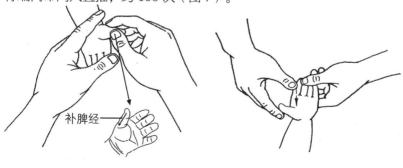

图1 补脾经　　　　　　　　图2 补大肠

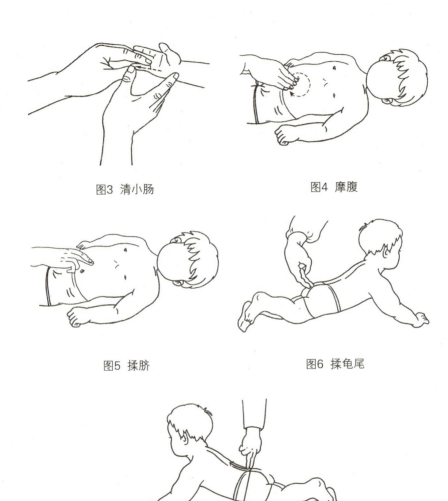

图3 清小肠　　　图4 摩腹

图5 揉脐　　　图6 揉龟尾

七节骨
图7 推上七节骨

3. 艾灸

温和灸治疗小儿泄泻：手持艾条对神阙、气海、天枢、关元、足三里等穴施温和灸，艾条距皮肤3~5厘米为宜，以局部皮肤潮红为度，

20～30分钟/次，1次/天，连续5～7天。

隔姜灸，将姜切成薄片，将艾绒做成艾柱，将艾柱放在姜片上，每次灸3～5壮，1次/天，连续5～7天。

4.穴位敷贴

可采用穴位敷贴，将中药（干姜、吴茱萸、肉桂、丁香、细辛等）磨成粉末，用黑醋或者姜汁调成丸，用医用敷贴贴在相应的穴位上，如神阙、关元、足三里、肾俞等穴位。

五、注意事项

（1）注意小儿饮食卫生，不吃不洁食物。

（2）乳食节制，不要时饥时饱，过凉过热。

（3）腹泻时期，吃易消化清淡食物，不食油腻食物。

（4）患病期间注意小儿面色苍白、小便极少、眼眶凹陷、呕吐频繁、纳呆、精神不正常，要积极配合其他补液治疗。

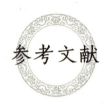

参考文献

黄嘉礽,韩晓华.中医药治疗肛肠疾病术后疼痛问题研究[J].临床医药文献电子杂志,2020,7(30):187.

丁旭枫,李鹏,金文琪,等.中医药防治痔疮术后常见并发症治疗进展[J].湖北中医杂志,2020,42(2):59-63.

唐平,毛红,张翠.40例中医药干预多模式镇痛疗法在肛肠病术后的应用效果[J].结直肠肛门外科,2019,25(6):709-713.

陈斌,杨婷,王晓庆,等.艾灸治疗肛肠术后尿潴留研究进展[J].河北中医,2019,41(10):1585-1589.

张锦,李轶,李明哲,等.芍药甘草汤联合选择性痔上黏膜吻合术对混合痔患者肛肠动力及治疗效果影响[J].辽宁中医药大学学报,2019,21(9):161-164.

张锦,李师,蓝菲,等.中药熏洗联合普通针刺对肛肠患者术后创面愈合影响及机制分析[J].辽宁中医药大学学报,2019,21(8):107-110.

冯轶,余志红.中医干预治疗对肛肠疾病术后疼痛影响的评价[J].湖北中医药大学学报,2019,21(3):106-108.

彭军良,姚向阳,陆金根,等.中医药结合生物反馈治疗肛肠病的进展[J].中国中医急症,2019,28(6):1117-1121.

秦尧玉.麻子仁汤加味治疗肛裂及痔瘘术后便秘临床观察[J].光明中医,2019,34(11):1699-1700.

周茜.卯时神阙穴敷贴防治混合痔术后便秘的效果观察[D].哈尔滨：黑龙江中医药大学，2019.

张焱东.苦柏颗粒洗剂对肛裂术后创面愈合的临床观察[D].哈尔滨：黑龙江省中医药科学院，2019.

高玉芳.聚焦解决模式对复杂性肛瘘术后患者负性情绪的干预效果研究[D].晋中：山西中医药大学，2019.

李月.新加赤麟散对低位肛瘘术后早期创面祛腐作用的临床研究[D].南京：南京中医药大学，2019.

岳粟萍.艾灸八髎穴对肛周脓肿术后疼痛及伤口恢复的临床研究[D].成都：成都中医药大学，2018.

吕小凤.艾灸神阙穴对肾阳虚患者全麻肛肠术后认知功能影响的临床研究[D].成都：成都中医药大学，2018.

赖日昌，黄丽娟.活血清窦方治疗肛窦炎32例[J].中国中医药现代远程教育，2017，15(18)：99-100，118.

赵学尧，刘孟宇，韩学杰，等.《中医肛肠科常见病诊疗指南》临床应用评价研究[J].中国中药杂志，2017，42(17)：3252-3256.

郭鑫，崔亚萍，马莉莎.中药方剂对肛肠疾病术后便秘的治疗作用[J].实用妇科内分泌电子杂志，2017，4(15)：134-135.

苑博，张虹玺.硝矾散在肛肠科疾病中的运用[J].中医外治杂志，2017，26(2)：55-56.

马鸿旭，程丽敏.中医外治法治疗肛肠病术后创面愈合临床应用概况[J].中国民族民间医药，2017，26(6)：52-54.

纪加俊.芪黄洗剂促进肛瘘术后创面愈合的临床观察[D].福州：福建中医药大学，2016.

周璐.黄芪润肠汤治疗直肠黏膜内脱垂所致便秘的临床观察[D].哈尔滨：

黑龙江中医药大学，2016.

董曼曼.加减麻子仁汤治疗混合痔术后便秘30例临床疗效观察[D].沈阳：辽宁中医药大学，2016.

孙四海，王晓莉，李占芳，等.槐花散治疗出血性肛肠疾病研究简况[J].实用中医内科杂志，2015，29(12)：179-181

范维聪.麻仁汤加减治疗肛肠病术后大便难40例疗效观察[J].湖南中医杂志，2015，31(6)：49-50.

乔海元.肛肠疾病用药举隅[J].光明中医，2015，30(4)：842-843，844.

周昊.中医药治疗肛肠病术后疼痛的研究现状[J].中医外治杂志，2014，23(6)：49-51.

唐学贵.肛肠疾病研究专题[J].川北医学院学报，2014，29(6)：521.

姜亚君.立痔止血膏治疗痔出血的临床研究[D].广州：广州中医药大学，2014.

李春生，冉墨.中医药治疗肛肠疾病术后便秘研究近况[J].今日药学，2009，19(5)：10，68.

红叶，秋实.特色疗法诊治肛门直肠疾病——记辽宁中医药大学附属医院肛肠科[J].辽宁中医杂志，2006，(12)：1518.

孙欣.经肛肠途径营养支持的实验研究[D].北京：北京中医药大学，2004.

卫玉莹，陈娟，王丽萍.小儿肛肠疾病的术后护理[J].黑龙江医学，1998，(7)：3-5.

张政.中药颗粒剂在肛肠病的应用体会[J].江苏中医药，1996，(12)：21.

郭晓峰.调中益气汤在肛肠病中的运用[J].江西中医药，1996，(1)：61.

向雪莲，侯晓华.《2013年中国慢性便秘诊治指南》重点解读[J].中国实用外科杂志，2013，33(11)：940-942.

安阿玥. 现代中医肛肠病学 [M]. 北京：中国医药科技出版社，2019.

郑华斌，陈媛. 针刺大肠合募配穴对功能性便秘影响随机对照研究 [J]. 辽宁中医药大学学报，2015，17(8)：92-94.

金义成. 海派儿科推拿 [M]. 上海：上海科学技术出版社，2010.

中华中医药学会儿科分会，中华中医药学会中药临床药理分会. 小儿腹泻中药临床试验设计与评价技术指南 [J]. 药物评价研究，2020，43(4)：660-664.

陈孝平，汪建平，赵继宗. 外科学（第9版）[M]. 北京：人民卫生出版社，2018.

陈红风. 中医外科学 [M]. 北京：中国中医药出版社，2016.

陆再英，钟南山. 内科学 [M]. 北京：人民卫生出版社，2008.

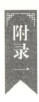

上海市宝山区罗店医院中医肛肠科历史沿革

上海市宝山区罗店医院中医肛肠科前身为罗店医院中医痔科，创建人为汤源荪先生。汤源荪（1912~1980），字新葆，上海嘉定唐行人，为汤家痔瘘专科第八代传人。年少习医，善治痔瘘。1934年起悬壶于罗店镇，1959年入罗店卫生院工作。曾编写图文并茂的《痔瘘挂线疗法》一书，1964年增补后作为传业课本。20世纪70年代初，第二军医大学第一附属医院（现上海长海医院）外科曾重新整理成《汤源荪痔瘘挂线疗法》作为学员辅助教材。目前仍保留有汤先生手稿。

汤先生对子女教育倍加注意，在他言传身教下，子女们亦多业医，钻研业务。1958年后，他陆续带了3名徒弟。他对徒弟传业，要求严格，生活上却关怀备至，犹如自己子女。其中，最小的徒弟范崇侬一直在罗店医院中医痔科工作。汤先生的小女儿汤守琛，又拜范崇侬为师。

1991年，现任中医肛肠科主任陈瑜入职中医痔科，进入科室工作30年来，每天门诊和病房兼顾。1994年6月开始负责开设中医痔科病区，初始床位不足10张，后扩充床位数至15张。2015年4月获得第一届宝山区"好中医"称号。2017年4月，被医院聘为中医外科负责人。2018年，罗店医院中医痔科被评为宝山区特色学科。2020年5月，中医痔科正式更名为中医肛肠科，目前带领科室3位医生开展核定21张床位的病房业务，年收治患者近500例，始终坚持中医药特色治疗。

罗店汤家痔科

作者：子随
政协上海市宝山区委员会文史资料委员会编
摘自《宝山史话－续集》

汤家痔科，在罗店地区几乎尽人皆知，在太、嘉、宝知名度也甚高，时有远道而来求治者。在上海市区，亦颇有影响。

汤家痔瘘专科第八代传人汤源荪（1912~1980年），字新葆，嘉定唐行乡塌桥汤家楼人。他自小热爱祖传医术，每每挤出时间，熟读"汤头歌"，又得父亲亲手点拨，逐渐入门。及长，能治中医外科诸病，尤善治痔瘘。民国年间，他赴南京参加国医考核，成绩合格，被确认为正式中医师。后悬壶于罗店镇，不断实践，不断探索，医术更精。

汤家痔科的主要特点是挂线疗法，患者不需开刀、住院，不需卧床休息；疗程短，出血少，花钱不多，愈后不复发。因此，汤家痔科名声远播。

汤源荪于1951年组织联合诊所，做了大量的医疗卫生防疫工作，对罗店地区的防病治病做出了贡献，因此受到广泛尊重和信任，多次被选为人民代表、人民陪审员。1959年，国家吸收有名望的中医充实医院科室，汤进入罗店医院，一直负责该院痔科工作。

汤治病十分专心，工作繁忙时，经常忘了吃饭。远道前来求治者，他得知以后，不论是下班时间或星期日，都认真为病人治病，从不计较。"习医济世"是汤家的祖传家训，汤源荪身体力行。他对病人和蔼可亲，不问贵贱高下，一样对待。遇有贫苦者，在他自己开业时，不仅不收诊费，还不收药金。治愈后，病人出于感激之情，拿来鸡蛋或自织的土布以表寸心,汤总是婉言拒收。入联合诊所及进医院后,每遇贫者就诊,他自己掏出钱来,为病者付费取药。新中国成立后不久,人民解放军六十四师在罗店休整,战士中有患痔瘘的,汤得知后,即免费为战士诊治,解除他们多年之痛苦。为此,师政治部送了热情洋溢的感谢信,政治部主任南下出发时,解下随身携带的有"自力更生"字样的搪瓷碗相赠留念。病家送来"以术济人""妙手回春"等匾额,汤源荪从不以此炫耀。

一位蹬三轮车为生的工人,患有复杂性肛病,15年来反复发作,已在各医院多次治疗开刀无效,臀部千疮百孔,脓水混着粪便横流,整日包上尿布,臭气熏人,痛苦不堪。一次在福州他女儿医院中偶然与人闲谈,得知宝山罗店镇有汤家痔科,治痔有灵验,他抱着一线希望前来。汤为他精心分期治疗获痊愈,15年痛苦彻底解除。他由衷地感激汤医生给了他后半生的幸福。另有一位部队军官,患痔疾已久,并有较严重的高血压,跑了好多医院,未能根治。得知罗店有痔瘘专科后,抱着"试试看"的心情来到罗店,汤为他检查与综合分析后,认为不属于挂线的禁忌证,有一定把握治愈,嘱其静养半月再分期手术。治疗十分顺利,使其多年痛苦,一朝解除。那个军官说:"真想不到汤医生挂线疗法有如此的神效。"

汤白天治病,晚上还将各种治疗经验、验方一一辑录整理;平时治病心得,他用蝇头小楷写下。1957年,他总结自己的经验,编出了《痔瘘治疗法》,有文有图,明白易懂。1964年又重新修改增补,作为传业课本。20世纪70年代,第二军医大学第一附属医院外科曾帮助整理过《汤源荪治痔经验》,在学校作为教材。

汤源荪对子女教育倍加注意,在他言传身教下,子女们亦多业医,钻研业务,服从分配。1958年后,他陆续带了3名徒弟。他对徒弟传业,要求严格，生活上却关怀备至，犹如自己子女。现最小的徒弟范崇侬尚未退休，仍在罗店医院痔科工作。汤的小女儿汤守琛，又拜范崇侬为师，已业医数年。汤家痔科，后继有人。

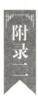

汤源荪痔科挂线疗法简介

范崇侬整理
摘自《宝山县老中医经验选编》

先师汤源荪（1912~1980），又名新葆。八代祖传，世以疡医为业，专于痔科，擅长挂线疗法，其药线配方虽方法简便，但世人知之甚少。现将先师所授挂线之术，公诸于世，以造福于民。

一、痔的挂线疗法

（一）痔的成因

朱丹溪曰："痔者皆因脏腑本虚，外伤风湿，内蕴热毒……以致气血下坠结聚肛门，宿滞不散而冲突为痔也。"痔疮发生的原因很多，大致有以下几点：

1. 风燥湿热，四邪相杂，结聚大肠，下注而成。

2. 饮食不节，饥饱不匀，嗜食辛辣炙煿之物，过食膏粱厚味。《皇帝内经》云："膏粱之变，足生大疔。"

3. 劳累过度，久行久立，负重努责；或房事过度，妇人生育过多等。

4. 或便坚秘结难行，或泻痢日久不愈，中气下陷。

（二）痔的分期

无论外痔内痔，大致均可分为如下三期：

第一期：痔核很小，质柔软，疮面鲜红或青紫。常因大便摩擦面出血量较多、甚则如溅，或点滴不止，无疼痛，痔核不脱出。

第二期：痔核较大，大便时痔核脱出于肛门之外，便后自行回纳入肛门内。出血量较多，甚则呈喷射状。

第三期：痔核更大，大便时或劳累后痔核易脱出，甚至一经咳嗽或站、立、行均可立即脱出于肛门外。且不能自行回纳，需以手指顶入肛门中。反复不已，常易引起嵌顿、发炎、肿痛，痛苦不堪。

（三）挂线疗法的具体方法

1. 器械、材料准备：

① 取经灭菌的 5 毫升针筒一副，7#、8# 针头数枚，5 寸无齿镊子二把，5 寸手术剪尖头、圆头者各一把，痔核钳一把，蚊式血管钳二把，指套数只，消毒纱布、棉花若干，75% 酒精及生理盐水等。

② 2% 盐酸普鲁卡因 2 毫升数支。

③ 药线（注一）一盘。

④ 珠黄八宝丹（注二）备用。

2. 操作步骤：

（1）患者取侧卧位，双膝屈曲，收腹。以 75% 酒精及生理盐水常规消毒后，取 2% 普鲁卡因（须先作皮试）2 毫升注入痔核中心（切忌注入痔底和肛门边缘，以免引起水肿），使痔核形成水肿，脱出肛门外，便于手术。

（2）挂线：把药线扣成活结套在痔核钳上，然后用痔核钳夹住痔核的根部，再用镊子夹住药线的活结外侧，一手拉住药线，一手把夹住药线的镊子尽量向痔核的根部推进，越进越好，一面推进，一面拉紧药线，越紧越好。如痔核根部过粗者，先以血管钳夹住根部 2~3 分钟，然后以上述方法给予套扎。结扎第一道药线后在挂线处再加上一道药线，以加强结扎牢度，促使痔核迅速脱落。

结扎完毕后，将痔核复位至原处。一周后复诊，如见痔核已脱尽，即可上珠黄八宝丹，以长肉生皮。

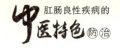

二、瘘的挂线疗法

肛瘘是发生在肛门周围，常由肛门周围脓肿造成，久漏不愈，形成瘘管。《医宗金鉴》谓："破溃而出血，黄水浸淫、淋沥久不止者为漏。"

（一）治肛瘘当辨阳证和阴证

1. 阳证：肛门直肠周围见红肿热痛，甚则寒热往来，脉数舌红，脓血量多，质黏稠，味臭甚，溃破后易收口，形成假性愈合。

2. 阴证：局部轻度肿胀感，化脓后疮面皮色灰褐色，全身症状不明显，脓液如豆渣，滴漏不已，不甚臭秽。溃破后不易愈合。多数形成瘘管，部分形成窦道。瘘管又分为：肛门瘘、通底瘘、复杂性瘘管三种。

（二）挂线疗法操作法

1. 术前准备同痔的挂线疗法。

2. 操作步骤：令患者侧卧于手术床上，两膝屈曲、收腹，局部常规消毒后，将球头探针从瘘管外口顺着管道轻轻向里推进直至内口为止（无内口者称窦道），动作宜轻，不能操之过急。进出应反复多次，以探明管道走向。如管道弯曲，应将探针顺其弯曲度，直到探针穿出内口，停住探针，准备套线。

接着术者将一食指套上指套，把药线扣成活结套在食指上，插入肛门中探及探针头，把指头上的药线圈扣住球头探针，然后把结扣紧，抽出指头，再将探针和药线轻轻拉出瘘管口外，解下药线。这样，一根线头在瘘管口外，一根线头在肛门口外。把一根线穿入另一根线头中间，并拉住不放，将穿入的一根线头抽出拉紧，然后打一死结，剪去多余药线，合并在一起，右旋捻紧即成。

以后每隔天紧线（抽紧穿入的一根线头）一次，使管道裂开，至药线脱落为止。每次紧线时当清洁肛门，注入2%普鲁卡因，以减少疼痛。

药线脱落后再需详细检查管道有无支路或外口周围有无空隙，以切除为好,力求手术彻底。并每日敷以珠黄八宝丹,促其早日愈合。

注(一):药线配制法

芫花30克　　壁钱幕(壁蟢窠)3克　　粗白丝线2束。

制法:将二分之一芫花放砂锅内铺平,把白丝线盘放在芫花面上,然后把剩下的二分之一芫花铺盖在上面,加水500毫升,浸一晚上,置炉上煎开,离火冷却后再烧开即取下,待冷却后取出药线,阴干,装入消毒瓶内备用。

注(二):珠黄八宝丹药物组成

龙骨120克	血竭12克	海螵蛸12克
制甘石24克	轻粉6克	川白占3克
梅片3克	珍珠粉1.5克	共研细末装瓶备用。